Wie ernähre ich mich bei Arthrose?

Praktische Hilfen für den Alltag

Unser Service für Sie

Wenn neue Gesetze und Verordnungen in Kraft treten oder sich zum Beispiel Förderbedingungen oder Leistungen ändern, finden Sie die wichtigsten Fakten in unserem Aktualisierungsservice zusammengefasst.
Mit dem Klick auf www.ratgeber-verbraucherzentrale.de/aktuell sind Sie dann ergänzend zu dieser Auflage des Buches auf dem neuesten Stand. Diesen Service bieten wir so lange, bis eine Neuauflage des Ratgebers erscheint, in der die Aktualisierungen bereits eingearbeitet sind. Wir empfehlen, Entscheidungen stets auf Grundlage aktueller Auflagen zu treffen.
Die lieferbaren aktuellen Titel finden Sie in unserem Shop:
www.ratgeber-verbraucherzentrale.de

Wie ernähre ich mich bei Arthrose?

Praktische Hilfen für den Alltag

LARS SELIG, KRISTIN QUAAS

verbraucherzentrale

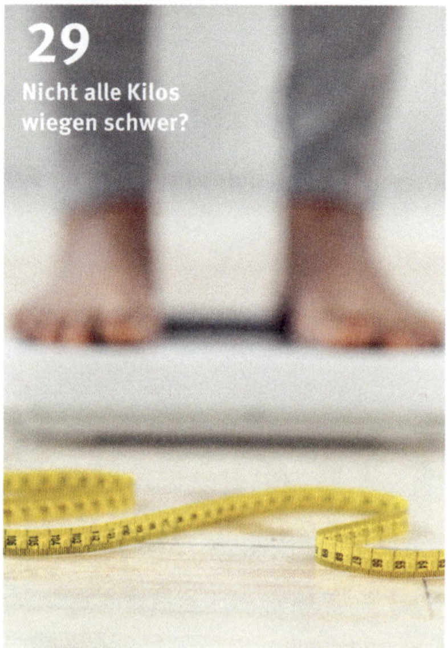
29
Nicht alle Kilos
wiegen schwer?

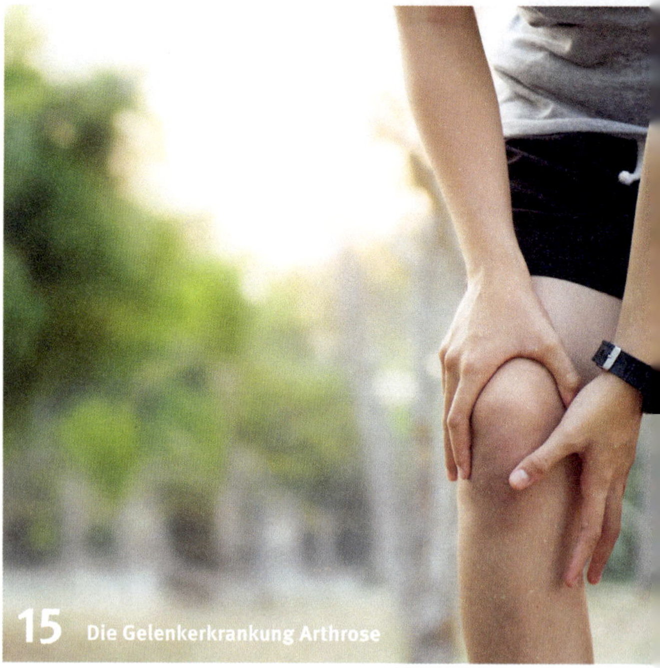
15 Die Gelenkerkrankung Arthrose

Inhalt

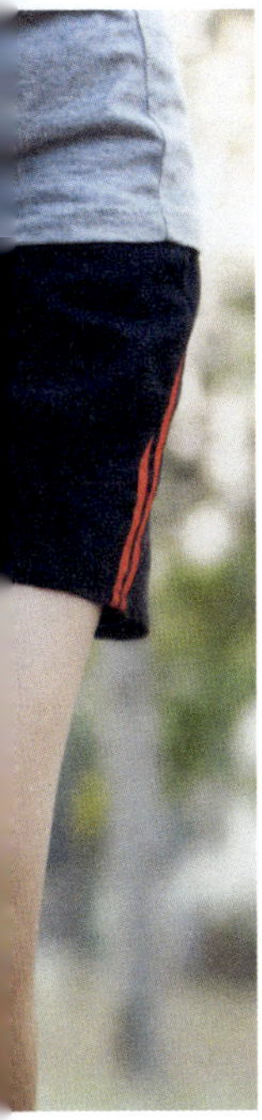

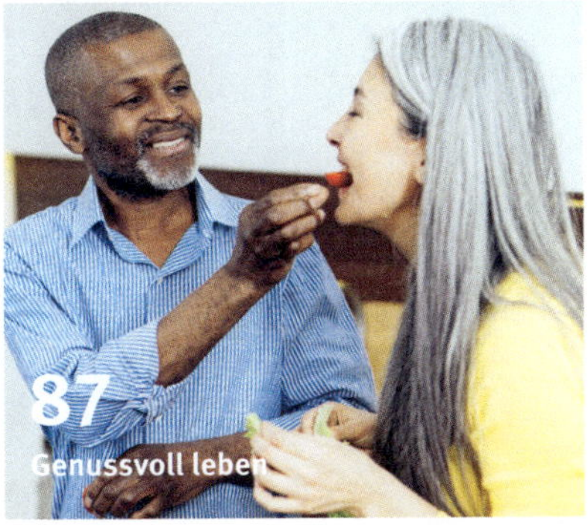

87
Genussvoll leben

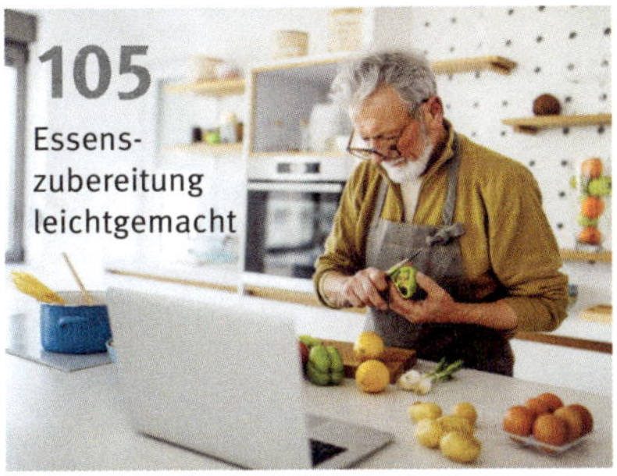

105
Essens-
zubereitung
leichtgemacht

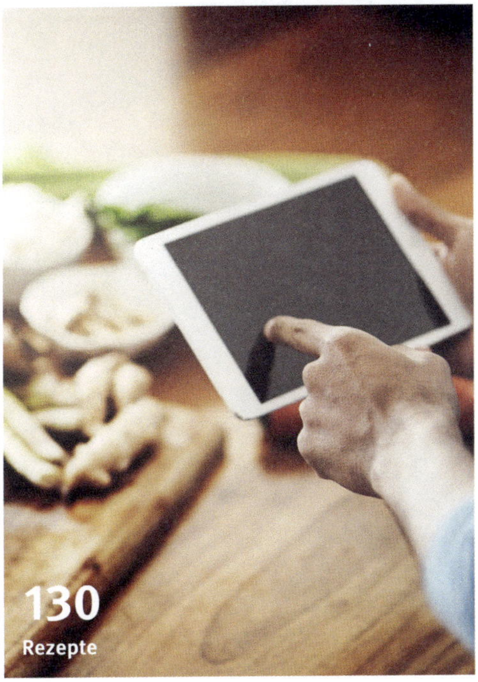

130
Rezepte

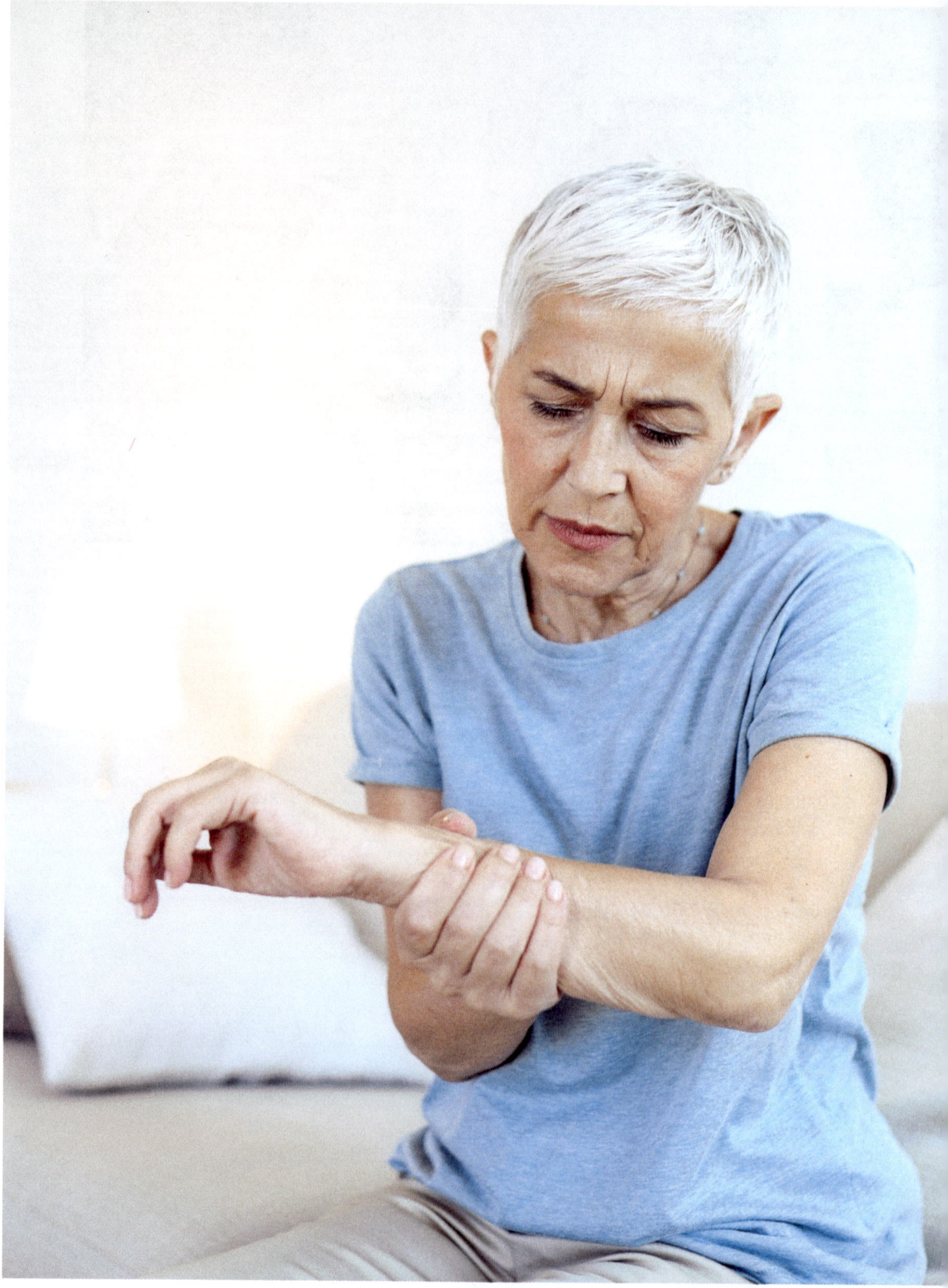

Zu diesem Buch

„Die Ernährung ist der einzige wesentliche Bestimmungsfaktor der Gesundheit, der völlig Ihrer eigenen Kontrolle untersteht. Über das, was in Ihren Mund und Ihren Magen kommt, haben Sie selber das letzte Wort. Die übrigen Determinanten Ihrer Gesundheit können Sie nicht immer in der Hand haben, etwa die Qualität der Luft, die Sie atmen, den Lärm, dem Sie ausgesetzt sind, oder das emotionelle Klima Ihrer Umgebung, doch darüber, was Sie essen, können Sie selber entscheiden."
Dr. Andrew Weil

Wer die Diagnose „Arthrose" erhält, weiß, dass sie nicht über Nacht wieder verschwindet, sondern langer Begleiter bleiben wird. Der Ratgeber erläutert die gesundheitlichen und medizinischen Zusammenhänge und beleuchtet, was Ihre Ernährungsauswahl damit zu tun hat, ob Arthrose auftritt, bleibt oder wieder verschwindet. Sie haben es selbst in der Hand: Das Autorenteam möchte Ihre eigenen Handlungskompetenzen stärken: Mit alltagstauglichen Anreizen und mit einer Vielzahl von Ernährungstipps und Rezepten. Alle Handlungsvorschläge und Ideen sind leicht umsetzbar, auch für ein kleineres Budget machbar und kosten nicht viel Zeit.

Aber eins vorweg: Sie sind nicht allein, egal wie Ihr aktuelles Wohlbefinden ist! Arthrose ist keineswegs ausschließlich eine Folge negativer oder sogenannter westlicher Lebensstileinflüsse. Arthrose gibt es, seit es Menschen auf der Erde gibt. Einer der ersten belegten Arthrosepatienten war „Ötzi – der Mann aus dem Eis". Bei Skelettuntersuchungen wurden bei Ötzi an mehreren Gelenken Arthrosen festgestellt. Außerdem beschrieb vor über zwei Jahrtausenden schon Hippokrates von Kos den „Schaden des Gelenks", auch Hildegard von Bingen im Mittelalter hat sich damit beschäftigt. Toll ist, dass die Wissenschaft seither immer mehr herausgefunden hat und Sie dadurch selbst Einfluss auf Ihren Körper nehmen können.

Arthrosebedingte Beschwerden und die damit verbundenen Probleme im Alltag sind jeweils individuell. Daher werden Sie auch immer individuelle Hilfestellungen benötigen: zum Umgang mit eingeschränkten und schmerzenden Bewegungen und zur Linderung von Schmerzen. Dieser Ratgeber stellt Ihnen eine Vielzahl an Angeboten vor, begonnen bei Fachliteratur über Nahrungsergänzungsmittel bis hin zu Erfahrungsberichten in sozialen Medien. So soll dieser Ratgeber Ihnen dabei helfen, Ihren Körper bestmöglich zu unterstützen. Wir möchten Sie befähigen, Ihren ganz persönlichen gesundheitsfördernden Alltag zu gestalten. Sehen Sie dieses Buch nicht als Diätratgeber an, sondern betrachten Sie es als eine Erweiterung Ihrer Fertigkeiten. Allerdings kann dieses Buch keine ärztliche Beratung und keine individualisierte Ernährungsberatung ersetzen!

Wenn Sie eine Ernährungsberatung in Anspruch nehmen wollen, sollten Sie wissen, dass der Begriff „Ernährungsberater“ gesetzlich nicht geschützt ist. Wählen Sie eine Ernährungsberatung aus, so vergewissern Sie sich vorher, dass Ihre Beraterin oder Ihr Berater einen anerkannten Abschluss hat als

- Diätassistent/-in
- Oecotrophologe/Oecotrophologin
- Ernährungswissenschaftler/-in oder in einem fachverwandten Studiengang mit entsprechenden DGE-Zulassungskriterien
- Ernährungsmediziner/-in mit gültigem Fortbildungsnachweis gemäß Curriculum Ernährungsmedizin der Bundesärztekammer.

Bei einer Ernährungsberatung mit anerkannter Qualifikation können Sie über eine ärztliche Notwendigkeitsbescheinigung Ihre Kosten zu Teilen oder in Gänze bei den Krankenkassen in Rechnung stellen. Diese ärztliche Notwendigkeitsbescheinigung zur Ernährungsberatung kann zum Beispiel Ihre hausärztliche Praxis ausstellen.

Auch Ernährungsfachkräfte sind zur Aus-, Fort- und Weiterbildung verpflichtet. Entsprechende Qualifizierungen könnten sein:

- Ernährungsberater/-in DGE, Ernährungsmedizinische Berater/-in DGE
- VDD-Fortbildungszertifikat
- Zertifikat Ernährungsberater/-in VDOE
- VFED-Zertifizierung
- QUETEB-Registrierung
- Ernährungsberater UGB
- Ernährungsmediziner/-in (BDEM/DGEM)

Ein weiteres Qualitätsmerkmal einer anerkannten qualifizierten Ernährungsberatung ist die Verpflichtung zur Produktneutralität. Es werden keine Produkte verkauft oder beworben, beziehungsweise dürfen bestimmte Marken, Produkte oder Programme nicht nur eines Herstellers genannt oder gezeigt werden. Eine Ernährungsberatung soll Sie darin unterstützen, Ihre Entscheidungsfähigkeit und Handlungskompetenzen zu verbessern, damit Sie eine nachhaltige Erleichterung Ihrer Arthrosebeschwerden durch eine Umstellung Ihrer individuellen Ernährungsweise und Ihres Ernährungsverhaltens erfahren.

Dieser Ratgeber soll Ihnen als Einstieg dienen, um das große Thema Arthrose besser zu verstehen, und Ihnen mehr Selbstbestimmung und Wissen im Hinblick auf eine arthrosegerechte Ernährungsweise vermitteln.

Die wichtigsten Fragen und Antworten

→ Wer mit der Diagnose Arthrose konfrontiert wird, steht vor vielen Fragen, auch hinsichtlich der Ernährung: Sechs wichtige Fragen und Antworten haben wir hier knapp zusammengefasst – jeweils mit Seitenangabe, die zu den ausführlichen Erläuterungen im Buch führen.

Alle Fragen stammen aus der Beratungspraxis unseres Autorenteams, sie wurden ihnen schon viele Male gestellt. Profitieren auch Sie von dieser Beratungskompetenz. Wir hoffen, dass wir Ihnen mit unserem Ratgeber eine gute Hilfestellung zu den vielen Fragen rund um die Ernährung bei Arthrose geben können.
www.verbraucherzentrale.de/

Ich habe Arthrose im Ellenbogen und bin übergewichtig. Hilft eine Gewichtsreduktion auch gegen die Arthrose?

Übergewicht ist eine der Hauptursachen von Arthrose. Ab einem Body-Mass-Index (BMI) von über 30 kg/m² steigt das Risiko deutlich an, dass sich Arthrosebeschwerden entwickeln. Allerdings ist nicht der BMI allein ausschlaggebend. Auch das Verhältnis zwischen Taille und Hüfte sollte zur besseren Einschätzung des Krankheitswerts mit berücksichtigt werden. In jedem Fall ist allerdings eine Gewichtsabnahme sinnvoll: Wenn Sie weniger wiegen, werden auch weniger entzündungsfördernde Hormone, die sogenannten Adipokine, ausgeschüttet, die bei Übergewicht vermehrt vorkommen.

→ Seite 29 ff.

Kann ich durch meine Ernährung wirklich meine Beschwerden verringern?

Jede Ernährungsweise hat Einfluss auf den Gesundheitszustand des Körpers, wenn auch Ernährung allein Arthrose nicht heilen kann. Eine ausgewogene und pflanzenbetonte Ernährung mit der Beachtung und Vermeidung entzündungsfördernder Lebensmittel und dem Einsatz entzündungshemmender Lebensmittel, beispielsweise durch Lebensmittel, die reich an Omega-3-Fettsäuren sind, können dafür sorgen, dass sich Ihre Arthrosebeschwerden verringern. Um sich gesund und vielseitig zu ernähren, sind das Wissen um Nahrung und Nährstoffe als Handwerkszeug entscheidend. Einseitige Ernährungsweisen, nur noch Super-Food oder strenge Diäten sollen häufig wundersame Heilung herbeiführen. Tatsächlich gibt es keine Garantie für solche Versprechen, im Gegenteil: Je vielseitiger und unverarbeiteter Ihre Nahrung ist, desto besser.

→ Seite 47 ff.

Ich jogge leidenschaftlich, habe aber nun Arthrose im Knie. Darf ich weiter laufen gehen?

Jede Bewegung ist besser als keine Bewegung, jeder einzelne Schritt ist besser als kein Schritt. So verschieden die Ausprägung und das Beschwerdebild der Arthrose ist, so vielfältig sind auch die Empfehlungen zur geeigneten Bewegung. Holen Sie unbedingt ärztlichen oder auch physiotherapeutischen Rat zu Ihren Aktivitäten und den bestehenden Beschwerden ein. Jeder Mensch empfindet jedes Arthrosestadium ganz unterschiedlich. Wichtig ist, dass Sie die Freude an Ihren sportlichen Aktivitäten als langfristiges Ziel im Auge behalten und damit lösungsorientiert in Bewegung bleiben, ohne die Arthrose zu verschlimmern.
→ Seite 89 ff.

Helfen Bandagen bei Arthrose?

Neben Physiotherapie, Ergotherapie und begleitender Schmerztherapie sind Bandagen und Orthesen ein wichtiger Bestandteil im Konzept der langfristigen Arthrosebehandlung. Bandagen fördern nachweislich die Muskelansteuerung und unterstützen somit auch Ihre Gelenksicherheit, ohne einen Muskelabbau hervorzurufen – dies ist ein Mythos. Zusätzlich bewirken Bandagen einen sogenannten Wechseldruck, der die lokale Durchblutung verbessert und eventuell vorhandene Schwellungen reduzieren kann. Dies kann Ihnen im Alltag helfen, Schmerzen zu lindern und Ihre Mobilität zurückzugewinnen.
→ Seite 24 ff.

Ich esse gern Fleisch, muss ich meine Ernährung aufgrund von Arthrose umstellen?

Fleisch kann zu einer abwechslungsreichen Ernährung beitragen. Allerdings sind zu viel Fleisch und vor allem zu viele Fleischerzeugnisse wie Wurstwaren nicht empfehlenswert. Die entzündungsfördernde Arachidonsäure, die am Arthrosegeschehen stark beteiligt ist, findet sich vorrangig in Fleisch und daraus hergestellten Fleischwaren. Dies gilt es im Speiseplan zu beachten, und das gelingt durch genussvollen und bewussten Einsatz von Fleisch. Sehen Sie Fleisch als „Luxus-Genuss“ an. Gestalten Sie nach und nach fleischfreie Mahlzeiten und später auch fleischfreie Tage oder Wochen.
→ Seite 78 ff.

Mein Arzt rät zur Knie-OP, ab wann ist diese unvermeidlich?

Eine Operation kommt meist erst infrage, wenn die konservativen Maßnahmen zu keinem Behandlungserfolg mehr führen und Sie durch die Schmerzen zu große Einschränkungen haben. Welche Operationsmethode für Ihre Form der Arthrose richtig ist, wird Ihnen Ihr Arzt oder Ihre Ärztin erläutern. Wichtig ist, dass trotz einer Operation weiterhin der Lebensstil und auch das Ernährungsverhalten angepasst werden, um bestmögliche Behandlungserfolge zu erzielen. Zusätzlich kann Ihnen eine zweite ärztliche Meinung Sicherheit geben.
→ Seite 27

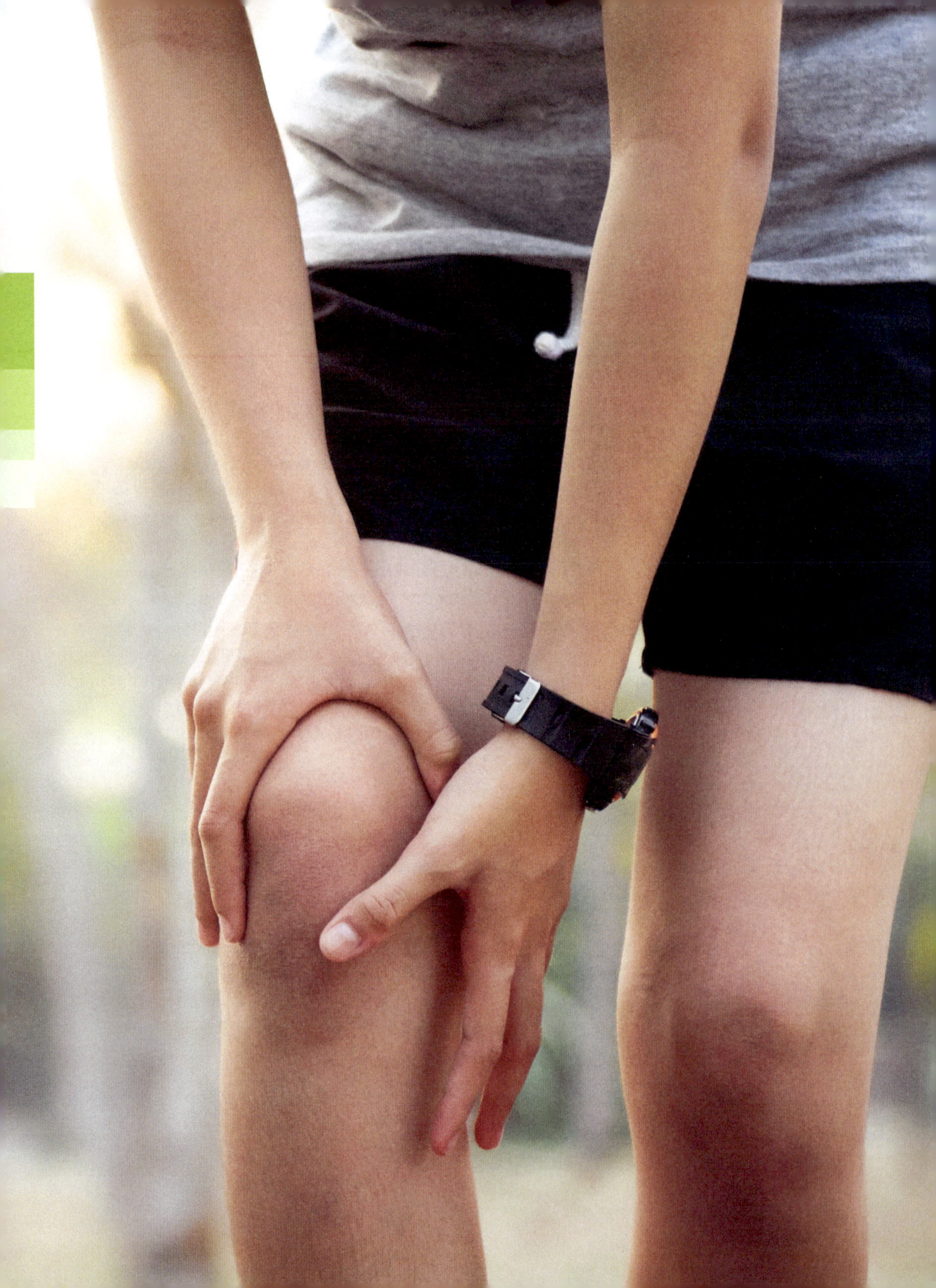

Die Gelenkerkrankung Arthrose

Arthrose ist eine degenerative Gelenkerkrankung, die durch viele Faktoren beeinflusst und ausgelöst werden kann. Die krankhaften Veränderungen der Gelenkstrukturen äußern sich vor allem im fortgeschrittenen Stadium durch Schmerzen und Funktionsstörungen. Die Ernährung ist als wichtiger Therapiebestandteil ebenso bedeutsam wie die medikamentöse, physikalische und die chirurgische Therapie.

Arthrose ist die weltweit häufigste Gelenkerkrankung und kann jedes Gelenk betreffen. Sie ist durch die Zerstörung des Gelenkknorpels und der Schädigung angrenzender Strukturen wie Knochen, Muskeln, Kapseln und Bänder charakterisiert. Dadurch erleben Sie in der Folge Bewegungseinbußen, die Ihren Alltag behindern und einschränken. Bei fortschreitender Krankheit verstärken sich im Laufe der Jahre die Beschwerden. Das betroffene Gelenk weist Knochenveränderungen auf, durch den Verlust oder die Zerstörung des Gelenkknorpels reiben die Gelenkflächen der Knochen ohne Schutz schmerzhaft aufeinander. Die Folge sind starke Schmerzen und immer wieder auftretende Entzündungen.

Damit gehört die Arthrose zu dem sogenannten „rheumatischen Formenkreis". Dazu zählen alle entzündlichen Gelenkerkrankungen, er schließt also rheumatoide Arthritis, Gicht und Fibromyalgie mit ein.

Arthrose-Arten

Die verschiedenen Arten der Arthrose werden dahin gehend unterschieden, an welchem Gelenk sie auftreten. Dies hier sind die häufigsten:

Gonarthrose

Unter Gonarthrose lassen sich alle alterungs- und belastungsbedingten Veränderungen des **Kniegelenks** sammeln. Ursächlich zu erwähnen sind außerdem genetische und stoffwechselrelevante Faktoren. Es handelt sich um eine Schädigung des Gelenkknorpels, die der Körper nicht eigenständig regenerieren kann. Die Diagnose kann mit oder ohne Schmerzen oder Funktionseinschränkungen einhergehen.

Coxarthrose

Coxarthrose bezeichnet degenerative Veränderungen am **Hüftgelenk.** Das Hüftgelenk schmerzt, wenn der Knorpel beschädigt ist und damit die Hüftgelenkpfanne am Becken und der Hüftkopf am Oberschenkelknochen nicht mehr ausreichend vor Druck geschützt werden.

Rhizarthrose

Hinter diesem Fachbegriff verbirgt sich die Arthrose des **Daumensattelgelenks.** Typische Schmerzen treten dabei häufig handgelenksnah am Daumenballen auf. Ursache für die Häufigkeit ist der große Bewegungsradius in Bezug auf die Größe des Gelenks. Häufig wiederkehrende Belastung unter hohem Kraftaufwand, genetische und hormonelle Ursachen zählen hier zu den Hauptrisikofaktoren. Schmerzen und Kraftverlust können hier die Folgen des Verschleißes sein.

Spondylarthrose

Die Spondylarthrose ist ebenfalls eine Verschleißerscheinung der Gelenkknorpel, lokalisiert an den kleinen **Wirbelgelenken** der Wirbelsäule. Die Spondylarthrose tritt in den häufigsten Fällen im Bereich der Lendenwirbelsäule auf.

Neben den hier aufgezählten Gelenken kann Arthrose auch andere Gelenke betreffen, wie beispielsweise Schulter- oder Sprunggelenk. Sind mehrere Gelenke betroffen, spricht man von einer **Polyarthrose.**

Das Gelenk und der Gelenkknorpel

Gelenke sind die Verbindungselemente zwischen den Knochen. Der Aufbau des Gelenks dient einem großen Bewegungsradius, als Auffang- und Abschwächpolster starker Druck- und Zugkräfte und der Übertragung jeglicher Krafteinwirkungen auf andere Skelettteile. Der Gelenkknorpel reduziert die

Schematische Darstellung der Anatomie eines gesunden Kniegelenks

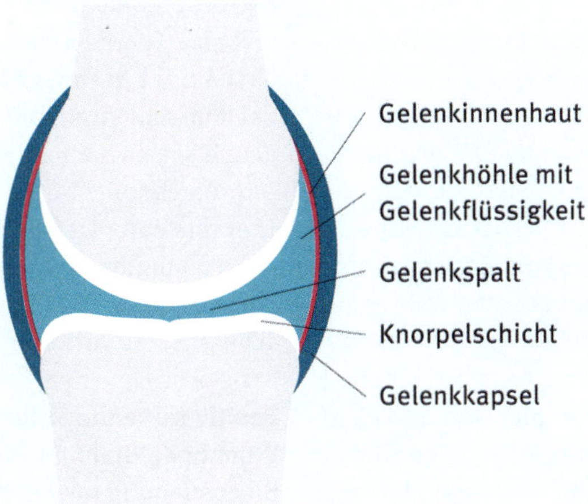

Reibung in den Gelenken und schützt Sie somit. Die Dicke eines durchschnittlichen Gelenkknorpels beträgt circa 2 bis 3 Millimeter. Damit der Knorpel versorgt ist und seiner Funktion nachkommen kann, benötigt er regelmäßige Bewegung, da Knorpel nicht durch Blutgefäße versorgt werden.

Wird ein Gelenk durch Verletzungen oder anhaltende Überbelastung geschädigt, versucht der Körper mühevoll, die Schäden zu reparieren. Durch den Reparaturversuch kann es zu einem Wachstum anderer Gewebearten kommen (beispielsweise sogenannte Osteophyten). Diese Osteophyten sind ein Grund dafür, dass das Gelenk nicht mehr reibungslos funktioniert. Alle beteiligten Gelenkbestandteile werden durch diese Veränderungen beeinflusst, bis hin zu Ihrem ganzen Körper. Sie spüren Schmerz und hören das Gelenk „knirschen".

Arthrose in Zahlen

Unter der erwachsenen Weltbevölkerung gilt Arthrose als häufigste Gelenkerkrankung. 60 Prozent der Arthrosen betreffen die Knie. An Arthrose erkranken bis zu 10 Prozent der 30-

→ Seite 19

HINTERGRUND

Exkurs: Osteoporose

Osteoporose ist, anders als Arthrose, keine Gelenks-, sondern eine Knochenerkrankung, die ebenfalls vorwiegend im höheren Alter auftritt. Gute Vorbeugung ist hier ebenso wichtig wie bei der Arthrose. Die Knochen sind ein Organsystem im menschlichen Körper. Sie werden vorwiegend unter dem Aspekt der Ermöglichung von Stehen, Gehen und Laufen wahrgenommen und sind ein energieintensives System. Knochen wachsen in der Kindheit und Jugend, danach erfolgt während des menschlichen Lebens ein ständiger Umbau. Osteoporose wird charakterisiert durch eine niedrige Knochenmasse, eine Zerstörung der Mikroarchitektur des Knochens mit der Folge eines erhöhten Risikos für Frakturen (Knochenbrüche). Osteoporose kann mithilfe der Knochendichtemessung diagnostiziert werden. Die Prävalenz, also die Verbreitung der Osteoporose in Deutschland ist mit 6–7 Millionen Betroffenen groß. Aus ihr resultieren etwas weniger als eine Million osteoporosetypischer Frakturen pro Jahr.

Ernährung bei Osteoporose

Da die Knochen eine Speicherfunktion wichtiger Mineralien innehaben, stellt sich eine längerfristige Unterversorgung als weiterer Risikofaktor für die Osteoporose dar. Für die Knochengesundheit ist deshalb die **normgerechte Versorgung mit Calcium und Vitamin D** unabdingbar, genauso wie es auch für die Ernährung bei Arthrose bereits beschrieben ist. In der Therapie einer Osteoporose sind sowohl medikamentöse (Vitamin-D-Supplementierung) als auch ernährungstherapeutische Ansätze verankert.

Positiv wirkende Substanzen

Vitamin K: Vitamin K ist nicht nur für die Blutgerinnung notwendig, es spielt auch bei der Knochendichte und der Qualität der Knochen eine wichtige Rolle. Eine optimale Versorgung führt zu stabilen Knochen. Zu den an Vitamin K reichen Lebensmitteln gehört grünblättriges Gemüse wie Spinat, Brokkoli, Rosenkohl, Weißkohl und Kopfsalat. Auch durch Pflanzenöle können Sie Vitamin K aufnehmen. Haferflocken, Kartoffeln, Tomaten, Spargel und auch Milchprodukte enthalten ebenfalls Vitamin K und zeigen daher wieder einmal auf, wie notwendig eine abwechslungsreiche Ernährung ist.

Negativ wirkende Substanzen

Kaffee: Der Konsum von großen Mengen Koffein erhöht die Ausscheidung von Calcium über den Urin, zudem werden Blutgefäße verengt. Dies führt zur Minderversorgung der Knochen durch Calcium.

Phosphathaltige Lebensmittel: Fast Food, Fertiggerichte, Limonaden, Schmelzkäse, Wurstwaren und Fischkonserven haben einen hohen Phosphatgehalt, der die Calciumaufnahme behindert. Daher sollten diese Lebensmittel eher gemieden werden.

Alkohol: Auf die Knochendichte wirkt sich Alkoholkonsum stets negativ aus. Die **Osteoblasten,** das sind Knochenzellen, die für den Aufbau und die Regeneration von Knochensubstanz verantwortlich sind, werden durch Alkohol direkt beeinträchtigt, da der Alkohol die Enzyme hemmt, die die Knochenmatrix bilden. Bei anhaltendem Konsum stellen sich die Blutgefäße eng, Calcium kann nicht ausreichend in die Knochen eingeschleust werden. Somit nimmt die Knochendichte ab.

Nikotin: Rauchen wirkt direkt hemmend auf die Aktivität der Osteoblasten, während vermehrt Proteine gebildet werden, die zu einer vermehrten Tätigkeit von **Osteoklasten** führen, den Zellen, die für den Abbau und die Resorption von Knochensubstanz sorgen.

Oxalsäuren: Oxalsäuren aus Mangold, Spinat, Rhabarber, Rote Bete, Petersilie, Sauerampfer, der Sternfrucht, schwarzem Tee oder Kaffee können Calcium binden und aus dem Körper über die Verdauung ausführen. Daher sollten nach dem Verzehr oxalsäurehaltiger Lebensmittel immer mit deutlich zeitlichem Abstand Milchprodukte zugeführt werden.

bis 40-Jährigen und bis zu 40 Prozent der 60- bis 70-jährigen. 2015 wurden in Deutschland über 206.800 Patientinnen und Patienten wegen Knie- oder Hüftarthrose stationär in Einrichtungen behandelt. Das entspricht 12 Prozent aller Behandlungsfälle. Die Hälfte der Behandelten waren 70 Jahre oder älter.

→ **TIPP Einfache Sprache**

Weitere Informationen zur Arthroseerkrankung in einfacher Sprache finden Sie unter https://gesund.bund.de/arthrose.

Arthrosestadien und Diagnostik

Die Stadien der Arthrose können auf unterschiedlichste Weisen bestimmt werden. Bei einer beginnenden Arthrose werden Sie eher sporadisch Schmerzen oder Beschwerden empfinden. Wenn Sie nichts unternehmen, können Ihre Beschwerden im Verlauf stärker werden und beschwerdefreie Phasen kürzer.

Die Diagnostik, also eine Untersuchung in einer hausärztlichen oder fachärztlichen Praxis dient dem eindeutigen Nachweis für eine Arthrose beziehungsweise soll ausschließen, dass Sie an Arthrose leiden. Je früher eine Diagnose gestellt wird, desto besser können ein eventuelles Fortschreiten verhindert und vorhandene Symptome behandelt werden. Der sogenannte Goldstandard sind hierbei bildgebende Verfahren, an dieser Stelle ist es die Röntgendiagnostik. Im Anschluss werden Sie gemeinsam mit Ihrer Ärztin oder Ihrem Arzt das weitere Vorgehen überlegen und planen.

Röntgendiagnostisch wird die Arthrose in verschiedene Stadien unterteilt. Wie der Grad Ihrer Arthroseerkrankung beurteilt wird, richtet sich nach den sichtbaren Veränderungen des Gelenkspalts und der Gelenkinnenhaut, den freien Gelenkteilchen und der Osteophyten, also eventuellen Knochenauswüchsen.

Zusätzlich sollten zur Diagnosesicherung alle Ihre personenbezogenen Daten (Alter, Geschlecht, Beruf, Hobby etc. ...), Symptome, Risikofaktoren sowie Sicht- und Tastbefunde hinzugezogen werden.

Wenn es darum geht, sich für eine Therapie zu entscheiden, ist es wichtig, alle aufgezählten Merkmale und Diagnostikstandards zu berücksichtigen.

Vereinfacht lassen sich die unterschiedlichen Stadien der Arthroseerkrankung im Überblick so darstellen:
Stadium 1: Knorpelerweichung
Stadium 2: Oberflächlicher Knorpelschaden mit sichtbaren Schäden
Stadium 3: Tief liegender Knorpelschaden
Stadium 4: Knorpel bis zum Knochen abgenutzt, Knochen liegt frei

Weitere bildgebende Verfahren wie MRT (Kernspintomografie) oder CT (Computertomografie) sollten nur hinzugezogen werden, wenn Unklarheiten zwischen dem Röntgenbefund und den orthopädischen Untersuchungen bestehen oder weitere Instabilitäten vermutet werden (wie etwa Meniskuszeichen, Kreuzbandinstabilität).

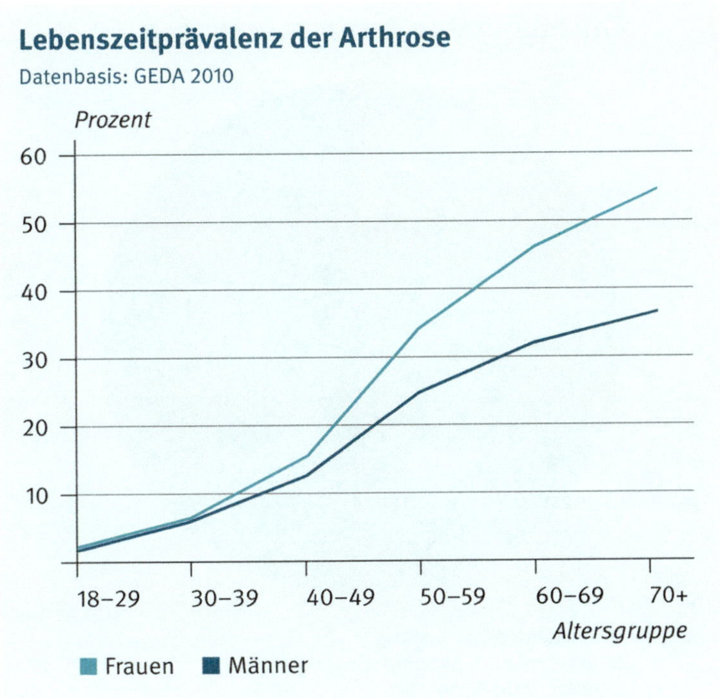

Ursachen und Risikofaktoren

Je älter Sie sind, desto eher werden Sie unter Arthrose leiden, denn ein hohes Lebensalter ist Hauptrisikofaktor für eine Arthrose.

Einen weiteren Risikofaktor bringen viele Menschen schon von klein auf mit: **Gelenkfehlstellungen** wie die sogenannten O-Beine oder X-Beine spielen eine große Rolle bei der Entstehung der Erkrankung. Auch **Verletzungen der Gelenke** können sie begünstigen, ebenso wie **berufliche oder sportliche Überbelastungen.** Auch traumatische Faktoren, wie beispielsweise nach einem Unfall, können eine Arthrose mit verursachen.

Übergewicht und Adipositas sind neben dem Alter als Hauptrisikofaktoren zu benennen. Zum einen sind die Gelenke durch mehr Gewicht überlastet und damit stärker

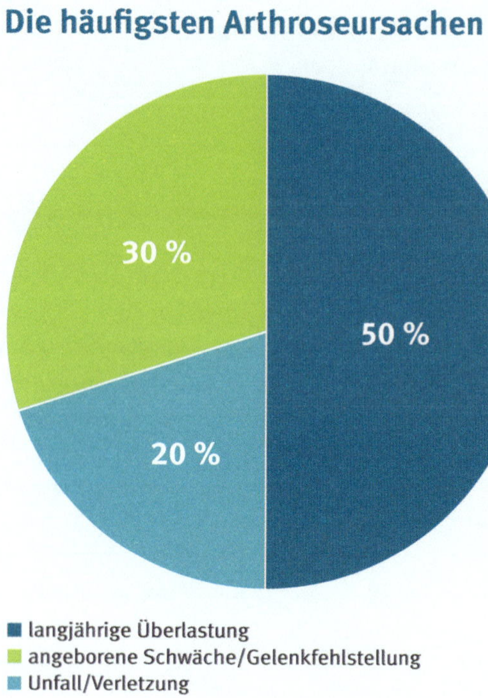

belastet und zum anderen, was sich oft noch fataler auswirkt, werden im Fettgewebe sogenannte Adipokine produziert, entzündungsfördernde Hormone. Mit einer Gelenkarthrose gehen oft starke Schmerzen einher. Dieses Schmerzerleiden schränkt die Beweglichkeit deutlich ein, dass Sie sich nicht mehr gern bewegen. So wird eine ausreichende Mobilität verhindert und eine Immobilität gefördert, die gleichzeitig wieder als Ursache für Übergewicht und Adipositas in Erscheinung tritt.

Sollten beeinflussbare Risikofaktoren und/ oder entsprechende Ursachen nicht reduziert oder behoben werden, kann der Knorpelverschleiß beschleunigt werden. Das Risiko für Entzündungsreaktionen steigt und damit auch das Risiko für einen beschleunigten Abbau. Diese Kombination aus Knorpelverschleiß und Entzündungsgeschehen charakterisiert die sogenannte **aktivierte Arthrose** oder **Arthritis** durch Arthrose, bei der zusätzlich zur bestehenden Arthrose noch ein Entzündungsgeschehen kommt.

Steckbrief Arthritis
Mögliche Auslöser und Symptome

Auslöser
- Infektionen
- Autoimmunerkrankungen
- Stoffwechselerkrankungen
- familiäre Veranlagung
- angeborene Fehlstellungen
- Geschlecht (mehr Frauen als Männer sind betroffen)

Symptome
- Überwärmte und geschwollene Gelenke
- altersunabhängig
- Schmerzen treten häufig in Ruhe auf und bessern sich bei Bewegung – im Gegensatz dazu ist Arthrose unter Bewegung und bei Bewegungsanlauf schmerzhafter.

Ernährungsempfehlungen zielen auf eine Normalisierung von erhöhtem Körpergewicht mit einer ausgewogenen Ernährungsweise hin. Denn schon bei einer moderaten Gewichtsabnahme ist mit einer deutlichen Verbesserung von schmerzhaften Symptomen der Arthrose, vor allem der Gonarthrose, zu rechnen.

Behandlungsmöglichkeiten

In diesem Ratgeber möchten wir Ihnen aufzeigen, wie Sie durch Ihre Ernährung den Verlauf Ihrer Arthrose positiv beeinflussen können. Dies ersetzt aber nicht die medizinische Behandlung durch Ihre Ärztin oder Ihren Arzt. Für jeden Arthrose-Patienten muss die geeignetste Therapie individuell gefunden werden.

Was hilft bei Arthrose? Diese Aufzählungen sollen Ihnen einen groben Überblick geben, um Sie in der Situation der Erkrankung zu informieren. Nach Diagnosestellung greifen die Therapien wie Zahnräder ineinander. Es gibt dabei konservative Therapien, mit denen in der Regel eine Behandlung der Arthrose begonnen wird. Die operativen Therapien werden eingesetzt, sobald andere Therapieformen nicht mehr ausreichen.

Konservative Therapien

Physiotherapie

- → Konventionelle Bewegungstherapie (Rehabilitation oder Funktionstraining)
- → Unterwasserbewegungstherapie
- → Gangschule
- → Isometrisches Muskeltraining
- → Massagen

Physikalische Therapie

- Kälte- und Wärmetherapie
- Stoßwellentherapie
- Akupunktur
- Ultraschall
- Hydro-/Balneotherapie

Ergotherapie

- Gelenkschutztraining
- Hilfsmittelversorgung und Gebrauchsschulung

Orthopädische Hilfsmittel

- Entlastende Gehhilfen
- Orthopädische Schuhzurichtungen und Maßeinlagen
- Bandagen und Orthesen

Nur für wenige Therapien bei Arthrose gibt es einen wissenschaftlichen Wirksamkeitsnachweis. Zu den wissenschaftlich belegten Methoden gehören Bewegungstherapien, Rehasport und Schmerzmittel. Zu den Behandlungen, deren Wirksamkeit nicht nachgewiesen ist, gehören Gelenkspiegelungen (Arthroskopien), pflanzliche Arzneimittel, Nahrungsergänzungsmittel, Ultraschalltherapien und transkutane elektrische Nervenstimulation (TENS).

Vielfach angeboten bei Knie-Arthrosen werden **Hyaluronsäure-Injektionen** ins Knie, die als sogenannte individuelle Gesundheitsleistungen (IGeL) von Ihnen selbst bezahlt werden müssen. Die Wirksamkeit dieser Injektionen, die unter anderem die Gefahr von Infektionen des Kniegelenks bergen, ist umstritten. Kurzfristig können Sie durch die Flüssigkeitseinbringung ins Gelenk Erleichterung bringen, die Wirkung lässt aber meist schnell nach.

→ **TIPP IGeL-Leistungen**
Weitere Informationen und Empfehlungen zu den IGeL-Leistungen bei Arthrose finden Sie unter: igel-monitor.de Suchwort: Arthrose.

Sind Bandagen und Orthesen wirklich sinnvoll?

Bandagen und Orthesen fördern nachweislich die Muskelansteuerung und somit Ihre Gelenksicherheit. Sprechen Sie Ihren behandelnden Arzt einfach darauf an.

Medikamentöse Therapien

Die medikamentöse Therapie soll Schmerz und Entzündung lindern und die Belastung von geschädigten Gelenken wieder ermöglichen. Bewegung ist enorm wichtig, um eine sogenannte Knorpelernährung zu gewährleisten, denn nur ein bewegter Knorpel und ein bewegtes Gelenk werden mit allen Nährstoffen versorgt, die sie benötigen.

Die medikamentöse Schmerztherapie sollte sich am WHO-Stufenschema orientieren, das Unterscheidungen von leichten,

→ Seite 26

HINTERGRUND

Exkurs: Ernährungsempfehlungen bei Verstopfung (Obstipation)

Die Ursachen einer Verstopfung können vielfältig sein. Arthrosepatienten sind aus vielen Gründen gesondert betroffen. Häufig besteht der Grund für die Obstipation darin, dass Sie sich nicht richtig ernähren. Bei einer Fehlernährung nehmen Sie zum Beispiel zu wenige Ballaststoffe zu sich, Sie haben eine zu geringe Flüssigkeitszufuhr, also: Sie trinken zu wenig und bewegen sich unzureichend, haben also zu wenig tägliche Bewegung, die schmerzbedingt durch die Arthrose außerdem eingeschränkt sein kann.

Unter einer Obstipation versteht man die akute oder chronische Stuhlverstopfung des Darmes. Symptomatisch erkennen lässt sich eine Obstipation an einer sehr harten Konsistenz des Stuhls, einer langen Verweildauer im Darm, einem zu geringen Stuhlvolumen oder allgemeinen Problemen beim Absetzen des Stuhlgangs.

Die Einnahme sehr starker Schmerzmedikamente kann zusätzlich zu einer langsameren Darmbewegung führen und damit eine Obstipation verursachen. Verstopfung, die bei dem Einsatz von Opioiden entsteht, wird allerdings nicht allein durch eine ballaststoffreiche Ernährung verhindert werden können und muss daher ärztlich besprochen werden.

Ballaststoffe (→ Seite 53) sind meist unverdauliche Pflanzenfasern aus Gemüse oder Getreide. Aber genau diese löslichen und unlöslichen Ballaststoffe, wie sie zum Beispiel in Brot, Müsli und Kohlgemüse in größeren Mengen vorkommen, bewirken, dass sich eine Obstipation verhindern oder abmildern lässt.

Ballaststoffe saugen Flüssigkeit aus dem Darm und quellen auf. Damit erhöht sich das Stuhlvolumen und die Darmtätigkeit wird angeregt. Somit verkürzen sich Darmpassagezeit und die Verweildauer der Speisereste im Dickdarm. Durch die unverdaulichen Pflanzenfasern wird das Stuhlvolumen vergrößert und über den erhöhten Füllungsdruck ein mechanischer Reiz auf die Darmwand ausgeübt, der einen beschwerdefreien Stuhlgang erleichtert.

Ballaststoffe haben noch weitere wichtige Funktionen, denn sie:

- reinigen die Darmwände (binden und scheiden Ablagerungen und Bakterien aus)
- sind Nahrung für viele positive Darmbakterien und dadurch mitverantwortlich für eine gesunde Darmflora
- beschleunigen die Darmpassage.

Wie Sie Ihren Darm anregen können:

- Drei bis vier Trockenpflaumen am Vorabend in Wasser einweichen; am nächsten Morgen Pflaumen in einen Naturjoghurt schneiden und verzehren, dazu das Einweichwasser trinken
- Nutzen Sie gesäuerte Milchprodukte wie beispielsweise Buttermilch, Kefir oder Naturjoghurt
- Trinken Sie bereits morgens auf nüchternen Magen ein Glas kaltes oder lauwarmes Wasser
- Sauerkraut oder Sauerkrautsaft regen die Darmbewegung an
- Versuchen Sie regelmäßige Essenszeiten einzuhalten, um den Magen-Darm-Trakt zu regulieren
- Kalte Getränke oder ein Glas Fruchtsaft können die Verdauung anregen

Ballaststoffe sind ausschließlich in pflanzlichen Lebensmitteln enthalten, vor allem in

- den äußeren Schichten des Getreidekorns, in Obst und Gemüse
- Vollkornbrot, Vollkornnudeln, Vollkornreis, Getreideflocken, z. B. Haferflocken
- Kohl, Topinambur, Lauchgewächsen, Äpfeln
- Hülsenfrüchten wie z. B. Bohnen, Erbsen und Linsen.

Ausreichend zu trinken ist bei einer ballaststoffreichen Ernährung sehr wichtig. Nur durch viel Flüssigkeit können die Ballaststoffe ausreichend quellen und damit die gewünschten Effekte erzielen.

mittleren und starken Schmerzen vorsieht. Nebenwirkungen, die häufig den Magen-Darm-Trakt betreffen, vermeiden Sie, indem Sie ein Medikament zum Magensäureschutz (sogenannte PPI – Protonenpumpeninhibitoren) in Kombination mit einem Schmerzmedikament einnehmen. Wenn Sie trotzdem Symptome von saurem Aufstoßen bemerken oder gar Magenschmerzen durch die Einnahme von Schmerzmitteln bekommen, sollten Sie auf jeden Fall Ihre behandelnde Ärztin oder Ihren behandelnden Arzt darauf ansprechen und Ihre Ernährung entsprechend anpassen.

Wenn Sie starke Schmerzmittel einnehmen müssen, haben diese auch sehr oft Einfluss auf den Darmtrakt, hier meist in Form einer Verstopfung (Obstipation), da die Darmbewegung verlangsamt wird. Auch hier können Sie mit Ihrer Ernährung gegensteuern (siehe dazu auch Exkurs: Ernährung bei Reflux → Seite 38 und Exkurs: Ernährungsempfehlungen bei Verstopfung → Seite 25).

→ **TIPP**
Im Ratgeber „Wie ernähre ich mich bei Magen-Darm-Problemen?“ finden Sie viele hilfreiche Tipps, die Ihrem Darm guttun: www.ratgeber-verbraucherzentrale.de

Operative Therapien

Die operativen Therapien unterscheiden sich in gelenkerhaltende, gelenkersetzende und gelenklimitierende Operationsmethoden.

Eine Operation kommt für Sie infrage, wenn konservative Maßnahmen bei Ihnen zu keinem Behandlungserfolg mehr führen und die Schmerzen so große Einschränkungen mit sich bringen, dass Sie Ihren Alltag nicht oder nur wenig zufriedenstellend bewältigen können. Welche Operationsmethode für Sie und Ihre Form der Arthrose richtig ist, bespricht Ihr behandelnder Arzt oder ihre behandelnde Ärztin mit Ihnen. Wichtig ist, ein klares Ziel zu definieren, denn das hilft Ihnen, realistische Vorstellungen vom Operationserfolg zu gewinnen.

Die Indikation der gelenkersetzenden Therapie muss besonders kritisch gestellt werden: Vorher sollten alle konservativen Maßnahmen ausgeschöpft und mindestens über einen Zeitraum von drei Monaten kontrolliert werden. Hierzu zählen Gewicht, bestmöglich eingestellte Blutzuckerwerte und ein eingeschränkter Nikotinkonsum. Individuell nach Leidensdruck oder Begleiterkrankungen kann oder muss es sogar sinnvoll sein, die Operation zu verschieben, um im Vorfeld das Gewicht, Blutzuckerwerte und Nikotinkonsum und damit die Risiken einer OP zu optimieren.

Vor jedem operativen Eingriff ist es außerdem wichtig, dass Sie – eventuell durch eine physiotherapeutische Behandlung – Muskelmasse bestmöglich aktivieren oder aufbauen.

! ACHTUNG

Knieendoprothesen

Da der Verdacht besteht, dass derzeit unnötig viele Knieendoprothesen eingesetzt werden, gibt es vor einem geplanten Einsatz einer Knieendoprothese den gesetzlich verankerten Anspruch auf eine Zweitmeinung. Patientinnen und Patienten müssen vor dem Eingriff über diese Möglichkeit aufgeklärt und nötige Unterlagen bereitgestellt werden. Wen Sie für eine „zweite Meinung“ konsultieren können, kann bei der Kassenärztlichen Vereinigung des jeweiligen Bundeslands erfragt werden.

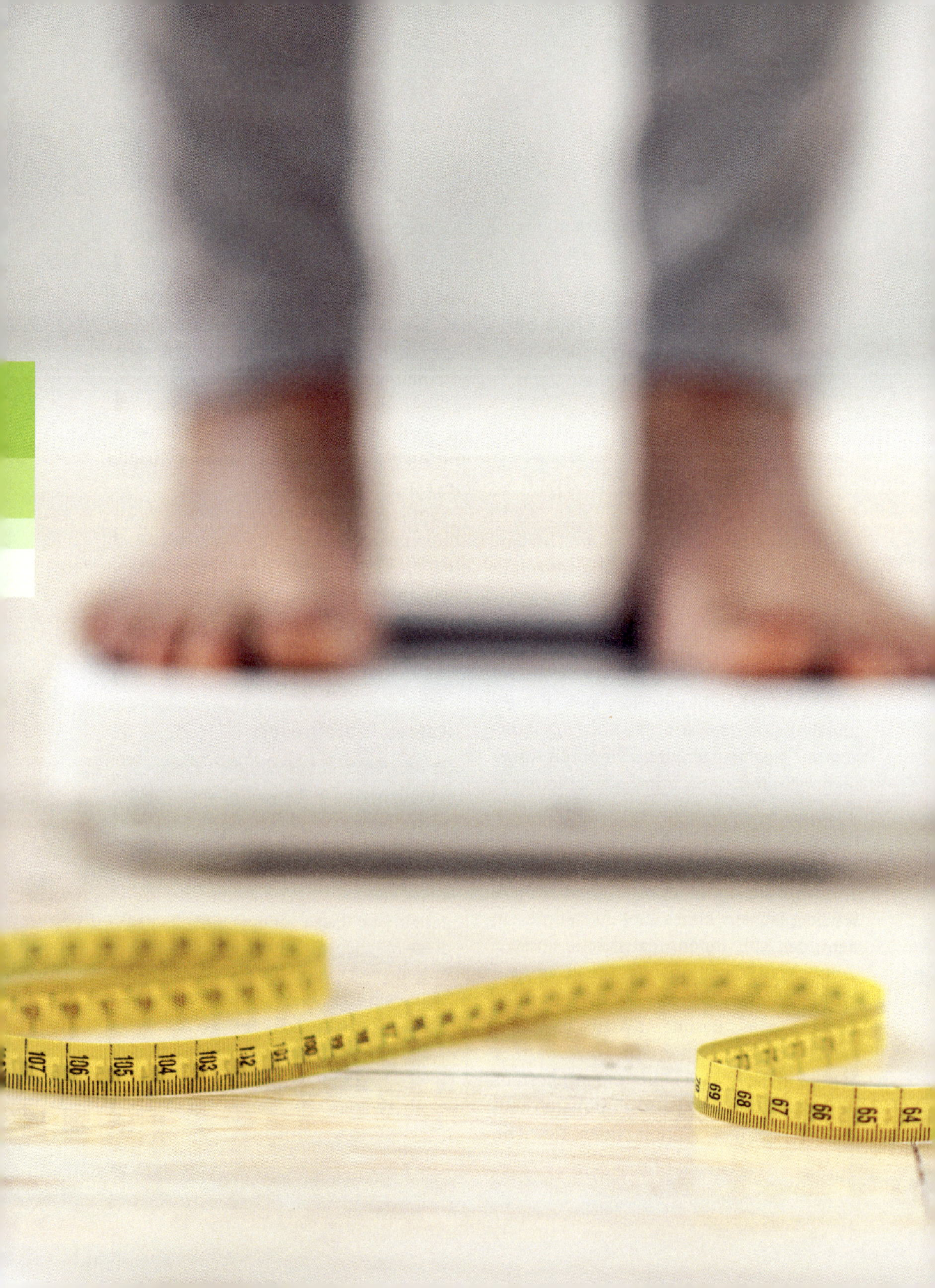

Nicht alle Kilos wiegen schwer?

Um das Thema „gesundes Körpergewicht" und „Diäten" ranken sich allerhand Mythen. Begriffe wie Jo-Jo-Effekt, Set-Point-Theorie oder „schwere Knochen" verunsichern viele, die gern abnehmen wollen. Bei einer Arthrose steht meistens die Belastung der Gelenke durch „Mehrgewicht" im Fokus, egal ob dies durch jahrzehntelanges Extrem-Bodybuilding oder übermäßige Körperfettansammlung entstanden ist …

Ja, bei Arthrose wiegen alle Kilos schwer …! Grundsätzlich wirkt sich ein Gewichtsverlust auf eine Arthroseerkrankung erleichternd aus, weil die betroffenen Gelenke dann weniger belastet sind. Um einiges positiver kann sich eine Lebensstilveränderung durch verbesserte Ernährung und gesteigerte Bewegung auswirken. Eine solche Ernährungsumstellung plus Bewegung bedeutet, dass sich Fettgewebe abbauen kann und sich mehr Muskulatur ausbildet. Doch wie anfangen? Am besten zunächst mit einer Bestandsaufnahme.

BMI – ist das wichtig?

Der Body-Mass-Index, kurz BMI, ist ein Werkzeug, um Beschwerden oder Krankheiten und deren Ursachen in Bezug auf das Körpergewicht besser einordnen zu können. In wissenschaftlichen Untersuchungen wurde ermittelt, dass sich ein BMI über 28 kg/m^2 negativ auf das Fortschreiten einer Arthrose auswirken kann. Dabei unterscheidet der BMI nicht, welches Kilogramm Ihres Körpers aus Muskeln, Körperfett oder unerwünschten Wassereinlagerungen besteht.

Die Forschungsdaten zeigen deutlich, dass ein BMI > 30 kg/m² zudem ein höheres Risiko für die Entstehung einer Arthrose darstellt.

Die Beurteilung und Ausprägung des Körpergewichts wird damit in der Regel durch den BMI definiert und entsprechend der Klassifizierung können sich Risikoeinschätzungen für Folgeerkrankungen ableiten lassen.

KATEGORIE	BMI (KG/M²)	RISIKO FÜR FOLGEERKRANKUNGEN
Normalgewicht	20–24,9	
Übergewicht	25–29,9	gering erhöht
Adipositas Grad I	30–34,9	erhöht
Adipositas Grad II	35–39,9	hoch
Adipositas Grad III	> 40	sehr hoch

Tab. 1: BMI und Risiken

Ein Beispiel:
Bei einem Körpergewicht von
80 Kilo
und einer Körpergröße von
1,70 Metern
ergibt sich folgende Berechnung:

$$\text{BMI} = \frac{\text{Körpergewicht in kg}}{(\text{Körpergröße in m})^2}$$

$$\frac{80}{(1{,}7)^2} = 27{,}7\ \text{kg/m}^2$$

Gemäß der BMI-Klassifikation wird eine Person mit einem BMI über 30 kg/m² als adipös bezeichnet, dabei werden drei Schweregrade eingeteilt (siehe Tabelle oben). Schon ab einem BMI von über 35 kg/m² wird dies als krankhafte Adipositas definiert und sollte spätestens dann therapiert werden.

Der BMI berücksichtigt allerdings nicht die Zusammensetzung des Körpergewichts (Fettmasse, Muskelmasse, Knochenmasse) oder die Fettverteilung. Die kann allerdings für die Einschätzung des Krankheitswerts von Bedeutung sein. Beispielsweise wird eine Person mit durchschnittlicher Körpergröße und einem geringen Fettanteil, aber viel Muskelmasse, einen hohen BMI erreichen und damit als übergewichtig oder gar adipös definiert werden, ohne dass diese Person Adipositas-Begleiterkrankungen befürchten muss.

Um die Fettverteilung besser bestimmen zu können, empfiehlt sich, zusätzlich das Verhältnis von Taillen- zu Hüftumfang zu bestimmen, der sogenannte „waist to hip ratio". Dieses Verhältnis ist ein Marker für die zentrale Adipositas, bei der die Fettverteilung um den Bauch, die sogenannte abdominelle Adipositas, zentriert ist. Genau dies ist mit einem deutlich erhöhten Risiko verbunden, weitere Stoffwechselkomplikationen und andere Erkrankungen auszubilden.

GUT ZU WISSEN

Das Taille-Hüft-Verhältnis ermitteln

Messung Taillenumfang
Messung im Stehen. Legen Sie ein Maßband in Höhe des Nabels (knapp über dem Hüftknochen, im schmalsten Teil des Rumpfs) um ihren unbekleideten Bauch. Entspannen Sie den Bauch, ziehen Sie ihn nicht ein und messen Sie dann nach dem Ausatmen. Notieren Sie den ermittelten Umfang.

Messung Hüftumfang
Messung im Stehen. Legen Sie nun ein Maßband rund um den breitesten Teil von Hüfte und Gesäß. Notieren Sie auch diese Zahl.

Das Taille-Hüft-Verhältnis berechnet sich dann so:

Taille-Hüft-Verhältnis = Taillenumfang in cm/Hüftumfang in cm

Zum Beispiel: Bei einem Taillenumfang von 89 Zentimetern und einem Hüftumfang von 105 Zentimetern ergibt sich ein Taille-Hüft-Verhältnis von 0,85.

Ihr **Taille-Hüft-Verhältnis** gibt Ihnen Aufschluss darüber, welche bauchbetonte Fettverteilung Sie haben und ob diese im Normbereich liegt. Damit haben Sie sozusagen eine Risikoabschätzung für Ihre individuellen kardiovaskulären Risiken. Werden also die Grenzwerte in der folgenden Tabelle bei Ihnen deutlich überschritten, haben Sie damit ein erhöhtes Risiko für beispielsweise einen Herzinfarkt oder Schlaganfall.

TAILLENUMFANG		TAILLE-HÜFT-VERHÄLTNIS	
Männer	Frauen	Männer	Frauen
94 cm	80 cm	0,95	0,80

Tab. 2: Grenzwerte für die bauchbetonte (abdominelle) Adipositas

Ihr Kalorienbedarf

Auch Ihr Kalorienbedarf ist individuell. Er setzt sich aus einem Grundbedarf für die Aufrechterhaltung Ihrer Körperfunktionen und dem Bedarf Ihrer körperlichen Aktivitäten zusammen und ist von verschiedenen Faktoren abhängig:

- → Geschlecht
- → Alter
- → Größe/Gewicht
- → Körperzusammensetzung
- → Hormonhaushalt/Stoffwechselsituation

Es gibt zahlreiche Formeln, die zur Ermittlung des Energiebedarfs genutzt werden können. Die Referenzwerte der Deutschen Gesellschaft für Ernährung weisen den **Grundumsatz** entsprechend der Altersstufen in absoluten Zahlen aus, die jeweils auf den Daten von Referenzpersonen beruhen. Diese Werte sind nicht individuell übertragbar, sodass sich durch sie auch der Energiebedarf nicht zielführend bestimmen lässt.

Sehr gut bewährt haben sich die Grundumsatzfaktoren der AKE (Österreichische Arbeitsgemeinschaft klinische Ernährung). Diese berücksichtigen Geschlecht, Alter sowie den aktuellen Body-Mass-Index.

ALTER	< 14 KG/M²	14 – 16,4 KG/M²	16,5 – 18,4 KG/M²	18,5 – 19,9 KG/M²	20 – 24,9 KG/M²	25 – 29,9 KG/M²	30 – 34,9 KG/M²	> 35 KG/M²
18 – 29	31,4	28,3	26,2	23,7	22,6	20,2	16,4	14,3
30 – 39	30,1	27,2	25,2	23,6	21,8	19,2	16,0	14,3
40 – 49	28,9	26,1	24,3	22,9	21,2	18,7	16,0	14,1
50 – 59	27,7	25,1	23,3	21,8	19,8	18,4	15,5	13,3
60 – 69	26,4	24,1	22,4	21,5	19,2	17,8	14,8	13,2
70 – 79	25,2	23,1	21,6	20,8	18,8	17,2	14,5	13,3
80 - 100	24,0	22,6	20,5	20,1	18,2	16,8	14,5	12,4

Tab. 3: Grundumsatzfaktoren zur Erhebung des Grundumsatzes für Frauen in Kilokalorien pro Kilogramm des Körpergewichts/Tag (Quelle: AKE)

ALTER	< 14 KG/M²	14 – 16,4 KG/M²	16,5 – 18,4 KG/M²	18,5 – 19,9 KG/M²	20 – 24,9 KG/M²	25 – 29,9 KG/M²	30 – 34,9 KG/M²	> 35 KG/M²
18 – 29	30,6	30,0	28,4	27,1	25,4	22,8	19,6	17,7
30 – 39	29,0	28,4	27,0	25,5	23,6	22,5	18,9	17,1
40 – 49	28,7	27,0	25,7	24,6	23,1	21,3	17,8	16,6
50 – 59	26,9	25,6	24,4	23,2	21,9	20,5	17,7	15,9
60 – 69	25,6	24,4	23,2	22,8	21,1	19,8	16,6	14,6
70 – 79	24,6	23,4	22,2	21,2	19,9	18,9	16,1	14,9
80 – 100	22,6	21,6	20,2	19,6	19,9	18,3	15,2	14,0

Tab. 4: Grundumsatzfaktoren zur Erhebung des Grundumsatzes für Männer in Kilokalorien pro Kilogramm des Körpergewichts/Tag

Für die Berechnung des Gesamtenergiebedarfs muss zusätzlich der sogenannte Aktivitätsfaktor multipliziert werden. Dieser Faktor zeigt den Grad der körperlichen Beanspruchung an und bezeichnet damit den Mehrverbrauch an täglicher Energie. Damit richtet sich die Höhe dieses Werts entsprechend am Umfang der Berufs- und Freizeitaktivitäten aus.

FAKTOR	BEISPIELE: ARBEITSSCHWERE UND FREIZEITVERHALTEN
1,2 – 1,3	Gebrechliche, immobile, bettlägerige Menschen, Menschen mit ausschließlich sitzender oder liegender Lebensweise
1,4 – 1,5	Büroangestellte, Feinmechaniker (ausschließlich sitzende Lebensweise, mit wenig oder keiner anstrengenden Freizeitaktivität)
1,6 – 1,7	Laboranten, Studenten, Fließbandarbeiter (sitzende Tätigkeit, zeitweilig auch zusätzlicher Energieaufwand für stehende und gehende Tätigkeiten, wenig oder keine anstrengende Freizeitaktivität)
1,8 – 1,9	Verkäufer, Kellner, Mechaniker, Handwerker (überwiegend gehende und stehende Arbeit)
2,0 – 2,4	Bauarbeiter, Landwirte, Waldarbeiter, Bergarbeiter, Leistungssportler (körperlich anstrengende berufliche Arbeit oder sehr aktive Freizeitaktivitäten)

Tab. 5: Arbeitsschwere und Freizeitverhalten

BEISPIEL

So berechnen Sie Ihren Energiebedarf

Carola Neubert ist eine 38-jährige Büroangestellte, 1,70 Meter groß und wiegt aktuell 75 Kilo. Ihr BMI beträgt 25,9 kg/m². Ihr Energiebedarf nach DGE lässt sich leicht berechnen. Bei einem Grundumsatz von 1340 Kilokalorien und einem Aktivitätsfaktor von 1,5 ergibt sich folgende Rechnung:

Grundumsatz x Aktivitätsfaktor = täglicher Energiebedarf

Im Beispiel:

1340 kcal x 1,5 = 2010 kcal/pro Tag

Carola Neubert hat einen Energiebedarf von 2010 Kilokalorien pro Tag.

Mein Energiebedarf:
Größe: ____ m
Gewicht: ____ kg
BMI: _____

Grundumsatz ___ × ___ Aktivitätsfaktor= Mein Kalorienbedarf pro Tag

Mit der Berechnung Ihres täglichen Energiebedarfs haben Sie eine grobe Einschätzung und Beurteilung von Lebensmittel und Speisen im Alltag. Durch die verpflichtenden Angaben vom Energiegehalt auf verpackten Lebensmitteln können Sie diese zum einen miteinander vergleichen und zum anderen können Sie für sich selbst einschätzen, ob ein Lebensmittel im Speiseplan integriert werden kann oder eben lieber nicht.

Ihr Flüssigkeitsbedarf

Ausreichendes Trinken ist lebensnotwendig, denn unser Körper besteht ungefähr zur Hälfte aus Wasser. Wasser erfüllt im Körper viele Funktionen. Es ist Bestandteil von Zellen und Körperflüssigkeiten, reguliert die Körpertemperatur und transportiert Nährstoffe. Die Niere scheidet Abbauprodukte mithilfe von Wasser – dem Urin – aus. Diesen Wasserverlust und die Verluste durch Atmen und Schwitzen müssen regelmäßig ersetzt werden. Schwitzen Sie viel, sollten Sie Ihre Trinkmenge besonders im Auge behalten.

→ TIPP

Stellen Sie gefüllte Wassergläser an häufig begangenen Standorten für sich bereit.
Auch ein Trinkhalm im Glas steigert die Bereitschaft zu trinken, da beschäftigte oder schmutzige Hände kein Hindernis darstellen.
Schreiben Sie mit einem Folienstift kleine Uhrzeithilfen auf Flaschen oder Gläser. Beim schnellen Blick auf Flasche oder Glas sehen Sie dann sofort, wie viel Sie noch trinken müssten.

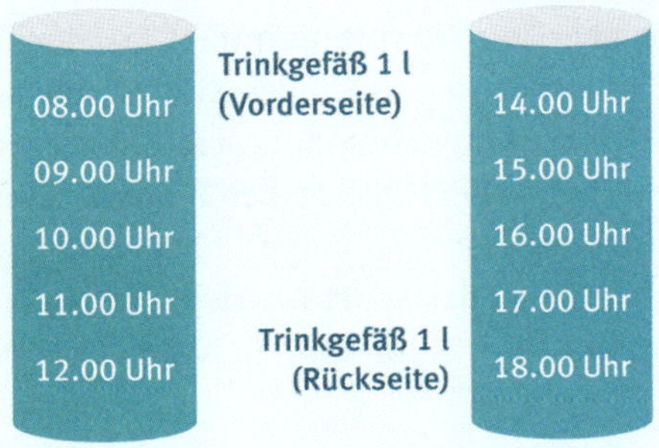

Die Deutsche Gesellschaft für Ernährung (DGE) empfiehlt, dass Erwachsene jeden Tag rund 1,5 Liter Wasser trinken sollten. Regelmäßiges Trinken, am besten zu jeder Mahlzeit und auch zwischendurch, schützt den Körper vor Flüssigkeitsmangel. Wer nur wenig Durst verspürt, sollte besonders darauf achten, regelmäßig zu trinken. Weniger als 1,0 Liter Wasser pro Tag reicht nicht aus, um den Körper ausreichend mit Flüssigkeit zu versorgen. Durst ist ein Zeichen für Flüssigkeitsmangel.

GUT ZU WISSEN

Trinken Sie mehr Leitungswasser!

Leitungswasser ist ein idealer Durstlöscher. Es ist in Deutschland überall von sehr guter Qualität. Sofern keine Bleileitungen im Haus sind, können Sie es problemlos trinken. Leitungswasser ist circa 100-mal preiswerter als Mineralwasser aus Flaschen und wird direkt frei Haus geliefert. Die Klimabelastung durch Mineralwasser ist in Deutschland fast 600-mal höher als bei Leitungswasser. Lassen Sie das Wasser vor der Benutzung zum Trinken immer so lange laufen, bis es kühl aus dem Hahn kommt. Dann ist es frisch.

Achten Sie auf Ihr Durstgefühl und trinken Sie über den Tag verteilt immer mal wieder ein Glas Wasser. In einigen Situationen benötigt der Körper besonders viel Flüssigkeit, etwa bei großer Hitze, Fieber, Erbrechen und Durchfall. Auch bei körperlich anstrengender Arbeit oder Sport ist mehr Flüssigkeit notwendig – dann können schon mal zusätzlich 0,5 bis 1,0 Liter Wasser pro aktiver Stunde nötig sein. Zu viel getrunkene Flüssigkeitsmengen schaden dem gesunden Organismus nicht. Gesunde Menschen scheiden überschüssige Flüssigkeit über die Nieren einfach wieder aus.

Wählen Sie möglichst zuckerfreie Getränke! Hier ein kleiner Wissenscheck:

Hätten Sie es gewusst?

Wie viel Zucker enthält mein Getränk? Dies können Sie der Nährwertkennzeichnung entnehmen. Verbinden Sie in der folgenden Grafik die Zuckerwürfelmenge mit dem dazu passenden Getränk.
Die Auflösung des Rätsels finden Sie im Anhang (→ Seite 177).

Ein kleiner Hinweis: 1 Würfelzucker entspricht circa 3 g Zucker.

500 ml Orangensaft	10 Stück Würfelzucker
500 ml Mineralwasser	16 Stück Würfelzucker
500 ml Apfelsaftschorle	18 Stück Würfelzucker
500 ml Trinkschokolade	15 Stück Würfelzucker
500 ml Fruchtsaft-Trinkpäckchen	18 Stück Würfelzucker
500 ml Cola	15 Stück Würfelzucker
500 ml Eistee	18 Stück Würfelzucker
500 ml Fruchtbuttermilch	18 Stück Würfelzucker
500 ml Energy-Drink	0 Stück Würfelzucker

Auf Lebensmittelverpackungen müssen der Kaloriengehalt und die Menge der folgenden sechs Nährstoffe, bezogen auf 100 Gramm oder 100 Milliliter, angegeben werden: Fett, gesättigte Fettsäuren, Kohlenhydrate, Zucker, Eiweiß, Salz.
Diese Pflichtangaben dürfen durch bestimmte freiwillige Angaben, etwa über den Gehalt an Ballaststoffen oder ungesättigten Fettsäuren ergänzt werden.
www.verbraucherzentrale.nrw/node/5430

Nährwertangaben	je 100 g
Energie	1254 kJ 320 kcal
Eiweiß	7,6 g
Kohlenhydrate	60,1 g
davon Zucker	26,3 g
Fett	5,5 g
davon gesättigte Fettsäuren	1,5 g
Ballaststoffe	9,7 g
Natrium	0,07 g

Ihre Gewichtskurve

Eine Gewichtszunahme schleicht sich oft unbemerkt ein. Damit Sie Ihr Gewicht nicht aus dem Blick verlieren, ist es für alle Menschen ratsam, in größeren Abständen, aber regelmäßig, das Körpergewicht zu dokumentieren.

Beispielsweise könnten Sie einmal monatlich zu einem festgelegten Zeitpunkt Ihr Gewicht in eine Tabelle eintragen und damit Ihren Gewichtsverlauf einfach darstellen. Natürlich gibt es viele Gesundheits-Apps, die Ihnen die Dokumentation erleichtern können. Bei der Fülle des Angebots würde es den Rahmen des Buches sprengen, wenn wir dazu Empfehlungen aussprechen wollten. Auf dem Papier geht das jedoch auch: Die folgende einfache Diagrammvorlage (→ Seite 40) kann Ihnen dabei helfen.

Ein perfektes Zielgewicht mit den immer gleichen Zahlen vor oder nach dem Komma gibt es nicht. Allerdings wird allgemein empfohlen, einen „Norm-BMI" anzustreben und Übergewicht oder eine eventuelle Adipositas zu reduzieren. Denn jedes Kilo zu

→ Seite 40

HINTERGRUND

Exkurs: Ernährung bei Reflux

Bei Reflux oder dem sogenannten Sodbrennen kommt es zum Aufstoßen von Mageninhalt oder Magensaft in die höhergeordnete Speiseröhre.
Treten unmittelbar nach der Nahrungsaufnahme Refluxbeschwerden auf, können Sie häufig eine Verbindung knüpfen, je nachdem, welche Lebens- oder Nahrungsmittel Sie gerade gegessen haben.
Ziel einer Therapie ist es, innere und äußere Störgrößen zu identifizieren und mittels geeigneter Maßnahmen abzumildern oder gar auszuschließen. Die Umsetzung ist jedoch sehr individuell und orientiert sich an Ihrem bisherigen Lebenswandel. Es sollte eine Speisen- und Lebensmittelauswahl getroffen werden, die den Reflux gar nicht erst auslöst oder verstärkt. Des Weiteren sollte bestehendes Übergewicht weitestgehend abgebaut werden. Rauchen und Alkoholkonsum sollten eingestellt werden.
Die nachfolgenden Hinweise lassen sich mit den Tipps zur Ernährung bei Arthrose (→ Seite 73) ergänzen.

Körperhaltung: Nehmen Sie bei und nach dem Essen eine aufrechte Körperhaltung ein, um die Schwerkraft wirken zu lassen. Vermeiden Sie weiterhin bückende und vorbeugende Tätigkeiten sowie Liegen direkt nach dem Essen. Gehen Sie spazieren, um dem Reflux entgegenzuwirken. Nehmen Sie mindestens zwei Stunden vor dem Zubettgehen die letzte Mahlzeit zu sich. Zudem kann eine leicht erhöhte Position des Oberkörpers beim Schlafen hilfreich sein.

Mahlzeitenstruktur und Portionsgrößen: Essen Sie regelmäßig drei Hauptmahlzeiten in einem Abstand von je vier bis fünf Stunden und achten Sie dabei auf eine ausreichende Sättigung. Erreichen Sie keine Sättigung, essen Sie zusätzlich Gemüse. Achten Sie auf eine Mahlzeitendauer von mindestens 20 bis 30 Minuten, in denen Sie den Fokus ganz aufs Essen und Trinken setzen. So vermeiden Sie ein Überessen mit Völlegefühl. Ein Überdruck des Magens wegen Überfüllung kann ein Aufstoßen begünstigen.
Kleiderauswahl: Tragen Sie bequeme Kleidung. Ein zu eng gestellter Gürtel, Shapeware oder ein geschnürtes Korsett können den Druck auf den Bauchraum erhöhen und so den Magensaft in die Speiseröhre drücken.
Unterwegs: Haben Sie immer eine Flasche stilles Wasser parat, um durch die Flüssigkeit den eventuell aufsteigenden sauren Magensaft zu verdünnen und wieder in Richtung Magen zu schleusen.

Ernährungsempfehlungen bei Reflux

Die folgenden Ernährungsempfehlungen können Ihnen bei der Zusammenstellung Ihres neuen individuellen Speiseplans hilfreich sein:
Eiweißzufuhr: Proteine aus der Nahrung stimulieren die Ausschüttung des Hormons Gastrin, das biochemisch den Tonus des Schließmuskels erhöht und dessen Verschluss fördert. Eiweißreiche Speisen können zur Milderung der Refluxbeschwerden folglich hilfreich sein. Des Weiteren hat das Eiweiß auf Nahrungssäuren

und den sauren Magensaft eine puffernde Wirkung. Häufig werden auch Antacida (PPI, als Medikamente, die die Magensäureproduktion hemmen) bei Refluxbeschwerden eingesetzt, diese können aber auch zu einer verringerten Mikronährstoffaufnahme führen.

Kohlenhydrate: Komplexe Kohlenhydrate wie Vollkornbrot, Knäckebrot, Nudeln oder Reis scheinen keine Auswirkungen auf die Refluxbeschwerden zu haben, sind jedoch zu bevorzugen, wenn es um eine Gewichtsabnahme an sich und damit sekundär um eine Verbesserung der Beschwerden geht. Zuckerreiche Speisen wie Süßwaren und insbesondere zuckerreiche Getränke wie Limonaden und Säfte verstärken bei einigen Menschen den Reflux.

Fette: Fettige Speisen gelten als refluxverstärkend, obwohl gerade diese sehr individuell vertragen werden. Fett wirkt einerseits tonussenkend auf den Schließmuskel. Zudem birgt die längere Verweildauer im Magen und verzögerte Entleerung in den Darm die Gefahr, dass Magensaft in die Speiseröhre zurückfließt. Daher gelten bei Refluxbeschwerden und Ernährung bei Arthrose dennoch die Grundsätze zur Bevorzugung von Omega-3-Fettsäure-reichen Lebensmitteln, um die Fettqualität der Ernährung zu optimieren. Empfohlen werden insbesondere:

- → Saaten und Nüsse (Hanfsamen, Leinsamen, Chiasamen, Walnüsse)
- → Öle (Leinöl, Rapsöl, Sojaöl, Walnussöl, Nachtkerzenöl, Schwarzkümmelöl, Traubenkernöl, Hanföl, Kürbiskernöl)
- → Fettreiche Kaltwasserfische (Seelachs, Hering, Makrele, Thunfisch, Sardinen etc.)

Alkoholzufuhr: Alkoholische Getränke werden von vielen Patienten als Refluxverstärker genannt, wobei auch hier die individuelle Verträglichkeit entscheidend ist. Alkohol erhöht die Säureproduktion im Magen, senkt die Muskelspannung des Schließmuskels und stört die Peristaltik der Speiseröhre.

Da alkoholische Getränke vornehmlich in den Abendstunden genossen werden, können sie den nächtlichen Reflux verstärken. Alkoholische Getränke sollten möglichst nur in kleinen Mengen und mit genügend Abbauzeit bis zum Schlafengehen konsumiert werden. Trinken Sie am besten ein Glas Wasser dazu.

Säurereiches Obst und Gemüse: Säurereiches Gemüse oder Obst wie etwa Zitrusfrüchte oder Tomaten sowie daraus hergestellte Getränke können ebenso einen Reflux auslösen. Dies wird aber individuell sehr unterschiedlich vertragen. Testen Sie es aus und meiden Sie gegebenenfalls diese Lebensmittel.

Schokolade: Schokolade und kakaohaltige Produkte führen bei einer Reihe von Patienten zu vermehrten Beschwerden. Nicht nur der hohe Zucker- und Fettanteil, sondern vielmehr die sekundären Pflanzenstoffe Theobromin, Theophylin und Koffein kommen als „Refluxverursacher“ infrage, da sie den Speiseröhrenschließmuskel entspannen.

Stark gewürzte Speisen: Meiden Sie stark gewürzte Speisen, die die Magensaftproduktion und somit das Risiko für einen Reflux erhöhen! Mildern Sie die Schärfe gegebenenfalls mit einem Naturjoghurt mit maximal 1,5 % Fett ab.

Kaugummi kauen nach dem Essen: Beim Kauen von zuckerfreiem Kaugummi oder auch zuckerfreien Bonbons bildet sich Speichel, der eine puffernde Wirkung auf den Magensaft haben kann.

Mein Gewichtsverlauf 20___

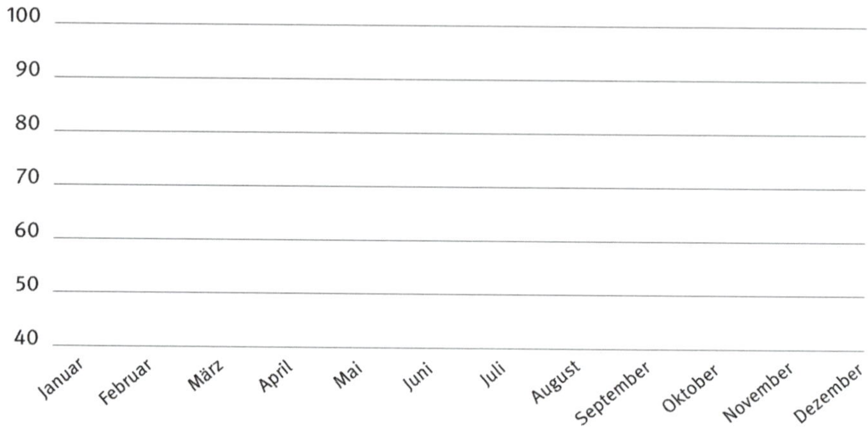

viel bedeutet auch eine deutliche Belastung für die Gelenke. Und dies kann eine Arthrose stark beschleunigen und auch verschlimmern: Die Gelenkstrukturen sind dann überbeansprucht, weil die knorpelschonende Lastenübertragung im Gelenk beeinträchtigt ist. So konnte beobachtet werden, dass mit zunehmendem Body-Mass-Index auch die Gefahr zur Ausbildung einer Arthrose steigt.

Dabei wiesen Frauen in jeder BMI-Kategorie ein höheres Arthroserisiko auf als Männer.

Heutzutage sind Übergewicht und Adipositas mit den aufgeführten Zahlen, Daten und Fakten als Volkskrankheiten einzustufen, wobei Adipositas definiert ist als „eine über das Normalmaß hinausgehende beziehungsweise abnorme Vermehrung des Körperfetts". 12,3 Millionen Erwachsene mit Adipositas (BMI über 30 kg/m^2) haben bereits mindestens eine Begleiterkrankung.

44 Prozent der Männer sind übergewichtig, 23 Prozent adipös. Bei den Frauen beläuft sich der Anteil von Übergewicht auf 29 Prozent und 23,9 Prozent auf adipös.

1,4 Millionen Erwachsene in Deutschland haben eine morbide Adipositas (BMI über 40 kg/m^2). Davon leiden circa 200.000 Menschen unter schwerwiegenden Begleiterkrankungen.

47 Prozent der Menschen mit Diabetes mellitus Typ 2 haben auch eine Adipositas (BMI über 30 kg/m^2).

Quellen: Weißbuch Adipositas 2016, Studie des RKI (GEDA 2019/2020).

Lebenszeitprävalenz der Arthrose nach Body-Mass-Index (BMI)

(Nach Definition der Weltgesundheitsorganisation [WHO])

Datenbasis: GEDA 2010

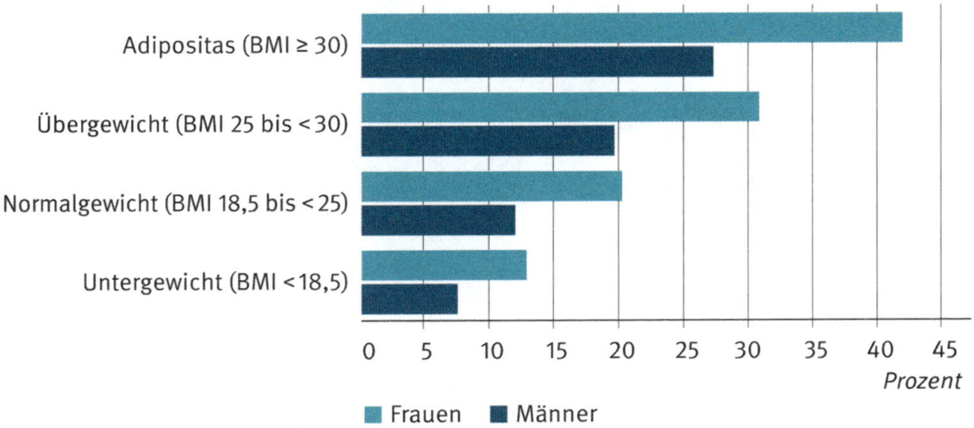

Adipositas ist von daher alles andere als ein reines Lifestyle-Problem und darf so auch nicht dargestellt werden. Obwohl sich die Fachgesellschaften, Verbände, gar die Weltgesundheitsorganisation (WHO) längst einig sind, dass Adipositas als Krankheit zu bewerten ist, wird von vielen Entscheidungsverantwortlichen Adipositas immer noch als Lifestyle-Problem im Selbstverschuldungsprinzip aufgeführt: Patienten mit Adipositas sind wie keine andere Patientengruppe maximalst von Stigmatisierung betroffen. So werden übergewichtige Patienten oft fälschlicherweise als faul, träge, ohne Willenskraft, mit schlechter Selbstkontrolle, ohne Ausdauer, schwach, maßlos, mit geringem Selbstwert und vielem mehr abgestempelt.

Aufgrund der Vielfältigkeit an Ursachen für ein bestehendes Übergewicht oder der Adipositas müssen Ziele realistisch und individuell angepasst werden. Der Fokus sollte jedoch auf den folgenden Punkten liegen, es geht vor allem um:

- → **eine langfristige** Senkung des Körpergewichts
- → eine Verbesserung der Adipositas-assoziierten Risikofaktoren
- → eine Verbesserung des Gesundheitsverhaltens
- → eine Reduktion von Arbeitsunfähigkeit und vorzeitiger Berentung

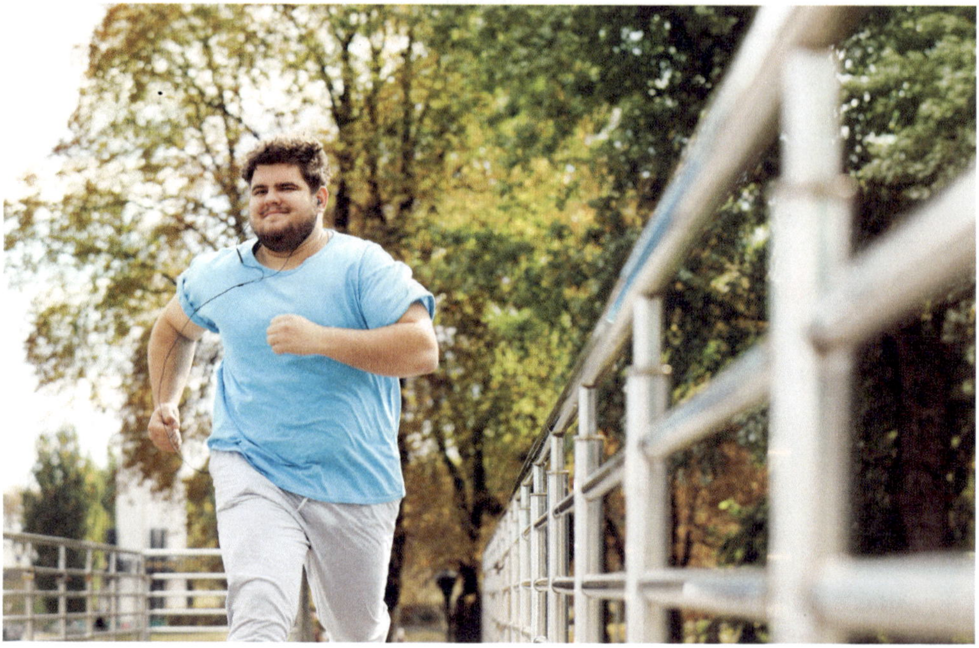

- eine Stärkung der Selbstmanagementfähigkeit und Stressverarbeitung
- eine Steigerung der Lebensqualität.

Adipositas ist als chronische Erkrankung anzusehen, die Menschen sehr belastet und durch eine hohe Rezidivneigung geprägt ist. „Rezidiv“ als „Rückfall“ heißt dabei, dass es immer wieder zu einem erhöhten Gewicht kommen kann.

Essen und Trinken sind Grundbedürfnisse, die unseren Alltag begleiten und mit einer erhöhten Energieaufnahme einhergehen können. Alle zusätzlichen Einflussfaktoren, die ein Übergewicht bedingen, werden als Alltagsbestandteile oder Gewohnheiten oft durch uns selbst gar nicht bewusst wahrgenommen. Aber sie können immer auch durch uns selbst verändert werden. Oft fehlt nur der richtige Hinweis! Die Hauptaugenmerke in der Ernährungstherapie werden daher flankiert durch Aspekte der Verhaltenstherapie, wie beispielsweise:

- Selbstbeobachtung des Ess-, Trink- und Bewegungsverhaltens (in einem täglichen Protokoll)

- Einübung eines flexibel kontrollierten Essverhaltens (keine rigiden Verhaltenskontrollen)
- Erlernen von Stimuluskontrolltechniken, um Essreize zu reduzieren. Zum Beispiel können Sie Folgendes ausprobieren: Wie gelingt es mir, an einem Brötchenstand vorbeizugehen und den Geruch von frischen Croissants oder Baguettes wahrzunehmen, aber nicht zum Kauf und Verzehr animiert zu werden?
- Mentale Verstärkungsmechanismen ausprobieren. Zum Beispiel können Sie versuchen, eine Veränderung positiv anzuerkennen. So lässt sich ein neues gelerntes Essverhalten stabilisieren und Rückfälle werden eher vermieden.
- Soziale Unterstützung. Kämpfen Sie nicht allein. Eine gesunde Ernährung tut allen gut, holen Sie Partner oder Freunde mit ins Boot.

Es gibt verschiedene Therapiemöglichkeiten, die Sie für sich selbst bewerten sollten. Ob in Gruppensettings oder Einzelberatungen, oder auch in Kombination. Klar ist, dass eine Therapie gegen Übergewicht oder Adipositas nie als eine „einfache Nachrichtenübermittlung" mit einem „Einheits-Ernährungsplan" gestaltet sein darf. Sie als Betroffene müssen individuell angesehen werden, da es ein sehr breites Spektrum an Hintergründen und auch Erwartungen geben wird.

Grundsätzlich sollten Sie Ihre Ernährungsgewohnheiten auf eine vollwertige und ausgewogene Ernährung ausrichten. Die Deutsche Gesellschaft für Ernährung (DGE) formuliert bereits seit 1956 Vorgaben einer solchen Ernährungsweise. Letztmalig wurden diese „10 Regeln der DGE" (siehe dazu auch → Seite 61) im August 2017 aktualisiert und an allgemein präventive und nachhaltige Aspekte angepasst. Eine erneute Aktualisierung steht an. Diese 10 Regeln geben ausreichend individuellen Spielraum vor und legen keine klassischen und starren Ge- und Verbote fest, sondern können in einer Therapie ein Grundgerüst zur Interventionsplanung und -durchführung darstellen. Auch dienen diese 10 Regeln der Ernährungstherapie bei Arthrose und bilden das Fundament, das dann mit individuellen Ernährungshinweisen auf Unverträglichkeiten oder Besonderheiten wie einer anti-entzündlichen Ernährung entsprechend Ihrer Bedürfnisse spezialisiert werden kann.

Die Ernährungsempfehlungen für die Therapie von Übergewicht und Adipositas sollten mit dem Grundwissen der gesundheitsfördernden Ernährung in einem täglichen Energiedefizit von ungefähr 500 Kilokalorien am Tag, in Einzelfällen auch höher, eingesetzt werden. Damit Sie ein solches

Energiedefizit erreichen, werden verschiedene Strategien empfohlen:

Weniger tierische Fette

Eine alleinige Reduktion des Fettkonsums ist eine verhältnismäßig einfache Maßnahme, um den Energiegehalt der Mahlzeiten zu reduzieren. Es wird empfohlen, die tägliche Fettaufnahme auf circa 60 Gramm am Tag zu begrenzen. Der Durchschnittsbürger in Deutschland verzehrt ungefähr 100 bis 130 Gramm Fett am Tag.

Je höher der Fettgehalt von Lebensmitteln und Speisen, umso höher ist das Einsparpotenzial und damit auch die Möglichkeit einer Gewichtsreduktion.

Weniger einfache Kohlenhydrate

Hier sind vor allem sogenannte „einfache kohlenhydratreiche Lebensmittel" gemeint. Helle Mehlprodukte und zuckerreiche Lebensmittel, Kekse, Nudeln, Weißbrote und viele mehr haben kaum Sättigungseffekte und auch kaum Mikronährstoffe wie Vitamine und Mineralien. Der Fokus soll auf ballaststoffreichen Lebensmitteln liegen, diese wirken lang anhaltend sättigender und enthalten auch viel mehr Nährstoffe.

Fettarme Mischkost mit weniger Kohlenhydraten

Eine ausgewogene und energiereduzierte Mischkost, bei der energiereiche Lebensmittel durch energiearme Lebensmittel ausgetauscht werden, sodass ein Energiedefizit erreicht werden kann, stehen hier im Fokus. Aber nicht nur in Speisen, sondern auch in Getränken lauern oft versteckte Kalorien. Beispielsweise haben ein Glas Apfelsaft oder eine Tasse Cappuccino jeweils um die 100 Kilokalorien.

Wie sollte eine sinnvolle Ernährungstherapie aussehen?

Eine Ernährungstherapie kann Ihnen viele praktische Handwerkzeuge für die tägliche Essensplanung zur Verfügung stellen. Mit allen therapeutischen Interventionen sollte stets die Motivation zur gesunden, ausgewogenen Ernährung einhergehen. Neben den individuellen Empfehlungen Ihrer Ernährungsfachkräfte steht Ihr Ernährungsverhalten – im Sinne von Portionsgrößen, Mahlzeitenfrequenzen und Fast-Food-Angeboten – und das Ess- und Trinkverhalten – im Sinne von Lebensmittelauswahlen von Speisen (fette Speisen, Süß- und Snackwaren) und Getränken – im Mittelpunkt. Wichtig dabei ist, dass das große Ganze nicht aus den Augen verloren wird, nämlich der Genuss und die Erhaltung von Lebensqualität und Selbstwertgefühl.

> **WICHTIG**
>
> Bei aller Therapieanstrengung sollte Ihnen stets die Freude am Essen erhalten bleiben. Dies können Sie auch durch positive Botschaften bestärken, beispielsweise durch die bewusste Auswahl von Lebensmitteln.

Auch Formuladiäten, mit denen unter ärztlicher Begleitung einzelne oder alle Mahlzeiten über einen begrenzten Zeitraum ersetzt werden, können Bestandteil einer Ernährungstherapie sein. Wichtig ist allerdings, dass nicht alle auf dem Markt verfügbaren Produkte gleichermaßen für Sie geeignet sind und daher vor dem Einsatz mit dem Arzt oder einer Ernährungsfachkraft abgesprochen sein sollten. Nachteil solcher Formuladiäten ist, dass zwar eine Gewichtsabnahme im Vordergrund steht, Sie aber leider in dieser Zeit nichts über ihr Essverhalten lernen, auch werden Sie keinen richtigen Bezug zu Lebensmitteln und Portionsgrößen erfahren. Gewarnt wird vor sogenannten Crashdiäten oder sehr einseitigen Ernährungsformen.

Ein Gesamtkonzept zur Behandlung von Übergewicht und Adipositas gestaltet sich neben der Ernährungstherapie durch die Verzahnung von Verhaltenstherapie, Bewegungstherapie sowie medikamentöser und operativer Therapien. Gerade die konservativen Therapien (Ernährung, Bewegung und Verhalten) bedingen einander sehr stark und sollten individuell immer miteinander kombiniert werden.

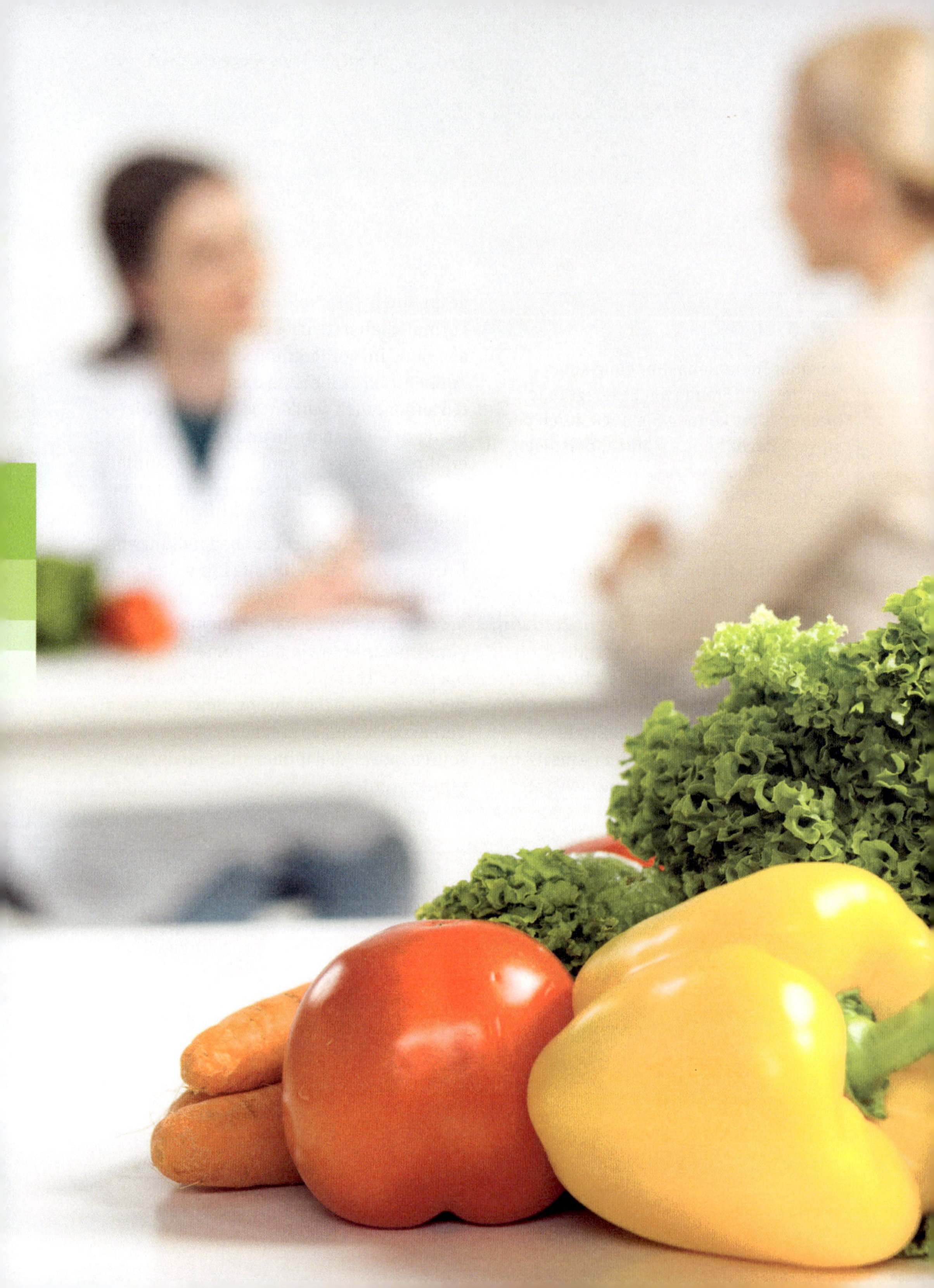

Wissen zu jedem Bissen

Neben Genuss, Geselligkeit und Emotionen stellen Essen und Trinken unserem Körper Energie und notwendige Bausteine zur Verfügung. Jeder Schluck und jeder Bissen, die wir zu uns nehmen, erfüllen Bedürfnisse, die für uns häufig eher unbewusst bei unserer Ernährung mitschwingen.

Wissen zu jedem Bissen" benötigen Sie, um beim Einkaufen oder im Restaurant leichter entscheiden zu können, was in Ihrem Einkaufskorb oder auf Ihrem Teller landen sollte. Mit diesem Wissen bestimmen Sie sicherer, welche Lebensmittel Sie auswählen und warum andere gerade nicht.

Mit einigen wenigen Fragen können Sie bereits ein Bewusstsein dafür entwickeln, welche Lebensmittel und Speisen in Ihrem täglichen Speiseplan bewusst oder auch unbewusst eingebunden sind.

Das Fortschreiten einer Arthrose und die auftretenden Beschwerden können Sie durch Ihre bewusste Lebensmittelauswahl hemmen oder reduzieren. Ganz unabhängig von Alter, Gewicht, Geschlecht oder Sportlichkeit können Sie Einfluss auf Ihre Ernährung nehmen, die sich wiederum positiv auf Ihre Arthrose auswirken kann.

Wie super ist das denn!? Ganz unabhängig von anderen Menschen oder Medikamenten können Sie also handeln. Natürlich ist es vorteilhaft, Ihre Erwartungen an eine Ernährungsumstellung zum Beispiel mit Ihrer behandelnden Ärztin, Ihrem behandelnden Arzt oder Ihrer Ernährungsfachkraft zu besprechen. Denn im Dschungel der Therapieangebote ist ein vertrauensvolles Arzt-Patienten-Verhältnis nützlich und bereichernd für beide Seiten.

Wichtig ist, dass Sie mit der Zeit und Ihren Erfahrungen auch lernen, mit dem angeeigneten Wissen, Werbeaussagen und Zeitungsartikeln zum Thema Ernährung umgehen zu können und sich dadurch Entschei-

CHECKLISTE

Meine relevanten Ernährungsgewohnheiten

- Welche Speiseöle verwende ich?
- Wie häufig esse ich Fisch, und welcher Fisch ist das?
- Wie oft gibt es Fleisch, und wie wird es zubereitet?
- Wie häufig esse ich Gemüse und Obst?
- Wie häufig verwende ich Vollkornprodukte?
- Bewege ich mich nach den Mahlzeiten an der frischen Luft?
- Nehme ich zusätzlich Supplemente/ Nahrungsergänzungsmittel ein?
- Habe ich Unverträglichkeiten?
- Welche Beschwerden habe ich (Wann und wie lange bestehen diese?)
- Habe ich Einschränkungen beim Einkauf von Lebensmitteln?
- Nehme ich mir Zeit, um die Vor-, Zu- und Nachbereitung von Mahlzeiten bewusst zu gestalten?
- Nehme ich Mahlzeiten und Getränke bewusst ein?

dungshilfen zu erarbeiten, was Sie vertragen und wie sich eine bestimmte Ernährungsweise bei Ihnen persönlich auswirkt. Beispielsweise ist Zucker nicht grundsätzlich böse oder schlecht, genauso wenig wie Fleisch oder Fett pauschal krank machen. Der Arzt Paracelsus brachte es schon Anfang des sechzehnten Jahrhunderts auf den Punkt:

„Alle Dinge sind Gift und nichts ist ohne Gift; allein die Dosis macht, dass ein Ding kein Gift ist.“ (Paracelsus)

Makronährstoffe

Ernährung dient der Versorgung des Organismus mit Energie, Baustoffen, Stoffen, die unterstützend und regulierend in Körperfunktionen eingreifen, sowie Flüssigkeit. Zu den energieliefernden Nährstoffen zählen Fette, Kohlenhydrate und Eiweiße, die auch als Makronährstoffe bezeichnet werden. Darüber hinaus liefern auch Alkohol und Zuckeraustauschstoffe (Zuckeralkohole) Energie. Vitamine, Mineralstoffe und sekundäre Pflanzenstoffe werden unter dem Begriff Mikronährstoffe zusammengefasst

Einfach beschrieben ist Ernährung lebenserhaltend, sie befriedigt die menschlichen Grundbedürfnisse Hunger und Durst und hat darüber hinaus noch weitere vielfältige Funktionen. Sie vermittelt Genuss und Lebensfreude, sichert soziale Beziehungen, ist also viel mehr als nur die Zufuhr von

Nährstoffen. Wenn im Folgenden also nun ausführlich nur die Funktion der Nährstoffe beschrieben wird, sollte dies nie außer Acht gelassen werden.

Fette

Fett hat in unserem Körper sehr wichtige Aufgaben und der Ruf, dass Fett fett macht, wird diesem wichtigen Nährstoff nicht gerecht.

Fett ist als Grundnährstoff und Grundnahrungsmittel einer der wichtigsten Energielieferanten und Träger der fettlöslichen Vitamine (A, D, E und K). Zudem dienen Fette im Körper als wichtiger Schutz- und Vorratsstoff. Fett dient dem Körper zur Wärmeisolation, ist Strukturmaterial der Körperzellen und beinhaltet zum Teil lebensnotwendige Fettsäuren.

Nahrungsfett besteht aus zwei Bausteinen, den Fettsäuren und sogenanntem Glyzerin (auch als Glycerol bezeichnet). Aufgrund der Zusammensetzung, dass drei Fettsäuren an einem Glycerol-Molekül hängen, werden Fette auch als Triglyceride bezeichnet.

Die Fettsäuren sind der prägende Baustein für die Eigenschaften und physiologischen Wirkungen eines Fettes und unterscheiden sich unter anderem in ihrer Kettenlänge und ihrem Sättigungsgrad. Bei der Kettenlänge wird in kurz-, mittel- und langkettig unterschieden. Beim Sättigungsgrad wird in gesättigt, einfach ungesättigt und mehrfach ungesättigt unterschieden. Diese Unterscheidungen sind wichtig, da damit verschiedene Aufgaben und Wirkungen verbunden sind.

Sogenannte Transfettsäuren entstehen insbesondere bei der technologischen Bearbeitung von Fetten und gelten in der Ernährung als unerwünscht, da sie mit den lebensnotwendigen Fettsäuren um gleiche Eigenschaften konkurrieren und damit die lebensnotwendigen Fettsäuren verdrängen.

Lebensnotwendige Fettsäuren

Die mehrfach ungesättigten C-18-Fettsäuren Linolsäure (Omega-6-Fettsäure) und alpha-Linolensäure (Omega-3-Fettsäure) gelten als lebensnotwendig, sie müssen zwingend mit der Nahrung zugeführt werden, weil der Körper sie nicht selbst bilden kann. Lebensnotwendige Fettsäuren sind wichtige Bestandteile der Körperzelle und dienen als Ausgangssubstanz für die Bildung von Eicosanoiden, die unter anderem Entzündungs- und Immunreaktionen sowie die Funktionen der Blutplättchen, den sogenannten Thrombozyten, und der glatten Muskulatur beeinflussen. Die unerwünschten Transfettsäuren erhöhen den Bedarf an lebensnotwendigen Fettsäuren infolge der Konkurrenz um die gleichen Enzymsysteme. Die Zufuhr der lebensnotwendigen Fettsäuren ist in Deutschland ausreichend gewährleistet, es wird jedoch empfohlen, auch die Zufuhr von Eicosapentaensäure und Docosahexaensäure (ebenfalls Omega-3-Fettsäuren) durch regelmäßigen Verzehr fetter Seefische (wie Hering, Lachs oder Thunfisch) zu sichern, dabei sollte ein Verhältnis von Omega-6- zu Omega-3-Fettsäuren maximal 5:1 betragen, da ein Zuviel an Omega-6-Fettsäuren Entzündungen triggern kann.

Gesättigte Fettsäuren kommen vorrangig in tierischen Fetten vor. Ausnahmen bilden hier Kokos- und Palmkernfett, beide Fette enthalten fast ausschließlich gesättigte Fettsäuren. Diese Fette haben meist eine feste Konsistenz und schmelzen erst bei höheren Temperaturen, was eine vermehrte Verdauungsaktivität verlangt.

Einfach und mehrfach ungesättigte Fettsäuren kommen vorrangig in pflanzlichen Ölen vor, wie zum Beispiel in Olivenöl, Rapsöl, Sonnenblumenöl oder Nussölen. Bei fetthaltigen Lebensmitteln sollte beachtet werden, dass keine künstlich gehärteten Fette enthalten sind – dies muss in der Zutatenliste aufgeführt werden, da bei der Fetthärtung Transfettsäuren entstehen können. Die günstigen Wirkungen auf den Blutfettspiegel zur Risikominimierung von Herz-Kreislauf-Erkrankungen werden bevorzugt bei einem definierten Mischungsverhältnis der unterschiedlich gesättigten Fettsäuren zueinander erreicht.

- Gesättigte Fettsäuren: < 10 Prozent
- Einfach ungesättigte Fettsäuren: > 10 Prozent
- Mehrfach ungesättigte Fettsäuren: 7–10 Prozent, Verhältnis Omega-6- zu Omega-3-Fettsäuren 5:1
- Transfettsäuren: < 1 Prozent

Für den praktischen Alltag lässt sich dies durch einen geringeren Verzehr von fettreichen tierischen Lebensmitteln, dem Einsatz von Ölen, die reich an Omega-3-Fettsäuren (Raps-, Walnuss-, Lein- und Sojaöl) sind, sowie ungesalzenen Nüssen und Saaten und der Zurückhaltung bei frittierten Produkten, stark verarbeiteten Produkten, Fertiggerichten und gehärteten Fetten und Ölen umsetzen.

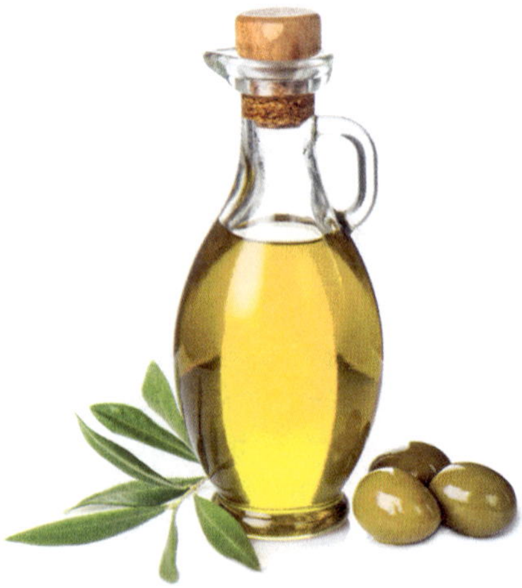

Fettsäurenzusammensetzung von Nahrungsfetten

(in Prozent vom Gesamtfettgehalt)

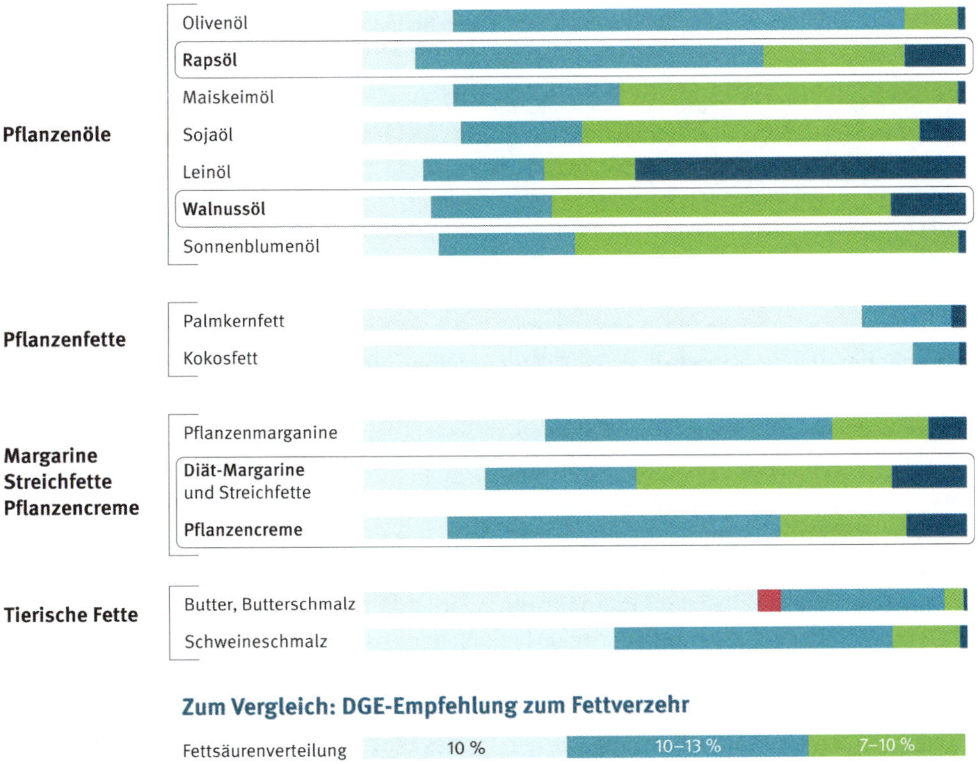

Maximal 30 % der Nahrungsenergie pro Tag sollten aus Fett stammen. Das entspricht bei Frauen ca. 65 g, bei Männern ca. 80 g Fett. Dann sollten gesättigte Fettsäuren maximal 10 % und mehrfach ungesättigte Fettsäuren 7–10 % ausmachen. Den Rest (ca. 10–13 %) können einfach ungesättigte Fettsäuren liefern. Es gibt mehrfach ungesättigte Omega-6- und Omega-3-Fettsäuren. Ihr Verhältnis sollte bei etwa 5:1 liegen.

- gesättigte Fettsäuren
- einfach ungesättigte Fettsäuren
- mehrfach ungesättigte Omega-6-Fettsäuren
- mehrfach ungesättigte Omega-3-Fettsäuren
- Transfettsäuren
- Günstige Fettsäurenzusammensetzung

	GESÄTTIGTE FETT-SÄUREN	EINFACH UNGESÄT-TIGTE FETTSÄUREN	MEHRFACH UNGESÄT-TIGTE FETTSÄUREN
Eigenschaften	Sehr reaktionsträge und erhöhen den Blutfett-spiegel	Senkende Wirkung auf den Blutfettspiegel, senken auch LDL-Cho-lesterin („schlechtes“)	Sehr reaktionsfreudig, zum Teil lebensnotwen-dig
Vorkommen	Kokos- und Palmfett, an-sonsten eher in tieri-schen Lebensmitteln enthalten	Rapsöl, Olivenöl	Rapsöl, Sonnenblumenöl, Nussöle, Nüsse, Saaten

Tab. 6: Fettsäuren und ihre Eigenschaften

Fett ist mit 9 Kilokalorien (kcal) pro 1 Gramm der energiereichste Nährstoff, es ist Träger von Geschmacks- und Aromastoffen und Trägerstoff für fettlösliche Vitamine. Fettgewebe (Depotfett) bildet den Energiespeicher unseres Körpers, ist aber ebenso ein wichtiger Körperbaustoff, zum Beispiel zur Wärmeisolierung und Polsterung.

Die Deutsche Gesellschaft für Ernährung (DGE) empfiehlt eine Tageszufuhr von 60 bis maximal 80 Gramm am Tag. Der tatsächliche Konsum ist fast doppelt so hoch, daher entstehen Risiken für Krankheiten wie Übergewicht und Adipositas, Blutfettstoffwechselstörungen und ihre zahlreichen Begleiterkrankungen.

Cholesterol

Cholesterol ist eine fettähnliche Substanz, die sowohl in tierischen Fetten enthalten ist, also über die Nahrung zugeführt wird, als auch in der Leber vom Körper selbst gebildet wird. Cholesterol ist Bestandteil der Körperzellen und dient als Ausgangssubstanz für die Bildung von:

- Gallensäuren, die zur Fettverdauung und -aufnahme benötigt werden
- Hormone, die zur Regulation des Stoffwechsels dienen

Zur Bildung von Vitamin D wird ein Zwischenprodukt der Cholesterinbiosynthese genutzt.

Die seit vielen Jahren vertretene These, dass eine hohe Cholesterolzufuhr über die Nahrung das Herzinfarktrisiko steigert, kann auf Basis der umfangreichen Studienlage zunehmend infrage gestellt werden. Lifestyle (wenig körperliche Aktivität, Rauchen) und ein ungünstiges Fettsäuremuster in der Lebensmittelauswahl bergen hierfür ein deutlich stärkeres Risiko.

Kohlenhydrate

Für Menschen bilden Kohlenhydrate den mengenmäßigen Hauptanteil der Nahrung. Grundbausteine aller Kohlenhydrate sind sogenannte Einfachzucker (Monosaccharide) wie Traubenzucker (Glukose) und Fruchtzucker (Fruktose). Kohlenhydrate haben die Aufgabe, Energie für Muskeln, Gehirn und zahlreiche Stoffwechselvorgänge zu liefern. Ein Gramm Kohlenhydrate liefert vier Kilokalorien (kcal). Sie sind als Glykogen nur in begrenztem Maße in der Leber und Muskulatur speicherbar.

Die folgenden Tabellen stellen die Einteilung der Kohlenhydrate dar: Einfachzucker (Monosaccharide) sind die kleinsten Bausteine, nur in dieser Form kann unser Körper die Kohlenhydrate verwerten. Zweifachzucker (Disaccharide) entstehen durch Verknüpfung zweier Einfachzucker.

VERTRETER	TRAUBENZUCKER (GLUKOSE)	SCHLEIMZUCKER (GALAKTOSE)	FRUCHTZUCKER (FRUKTOSE)
Vorkommen	in Früchten, im Blut aller Säugetiere	nur in gebundener Form, zum Beispiel in der Milch	in Früchten in freier Form

Tab. 7: Einfachzucker (Monosaccharide)

VERTRETER	HAUSHALTSZUCKER (SACCHAROSE)		MALZZUCKER (MALTOSE)		MILCHZUCKER (LAKTOSE)	
Aufbau	Fruktose	Glukose	Glukose	Glukose	Glukose	Galaktose
Vorkommen	Rohr- oder Rübenzucker; Sonderform: Invertzucker (Honig)		Spaltprodukt der Stärke, entsteht beim Malzen		Milch, Milchprodukte	

Tab. 8: Zweifachzucker (Disaccharide)

Mehrfachzucker (Polysaccharide) bestehen aus einer großen Anzahl von Einfachzuckern, die miteinander verbunden sind. Wichtige Vertreter sind zum Beispiel Stärke, Glykogen, Polydextrose, Inulin/Oligofruktose und viele mehr.

Ballaststoffe

Ballaststoffe sind unverdauliche Nahrungsbestandteile. Sie liefern circa 2 Kilokalorien pro 1 Gramm und können teilweise gar nicht in Energie umgewandelt werden. Allerdings müssen Ballaststoffe für die verpflichtende

Nährstoffangabe berücksichtigt werden. Der Gehalt an Ballaststoffen muss derzeit nicht angegeben werden, es sei denn es wird ausdrücklich auf der Verpackung damit geworben, zum Beispiel „die Ballaststoffquelle“ oder ähnliches. Der Begriff „Ballaststoffe“ entstammt der Zeit, als diese Nahrungsbestandteile für Menschen als überflüssig angesehen wurden.

Ballaststoffe wie Pektin, Zellulose und viele andere bestehen wie die Kohlenhydrate ebenfalls aus einer Vielzahl von Einfachzuckern, deren Bindungen aber von menschlichen Verdauungsenzymen nicht aufspaltbar sind. So gelangen die Ballaststoffe nur mechanisch zerkleinert durch den Verdauungstrakt und werden wieder ausgeschieden. Ein Teil von ihnen kann durch die Dickdarmbakterien fermentiert werden.

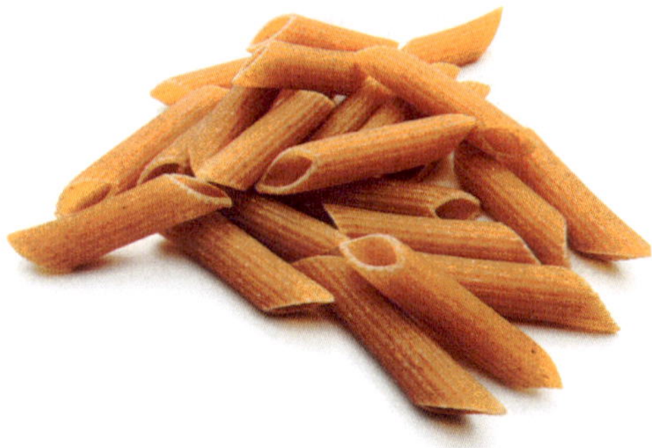

Ballaststoffe erfüllen wichtige Aufgaben bei der Verdauungsregulation. Zudem haben sie eine präventive Wirkung unter anderem bei der Entstehung von Dickdarmkrebs sowie bei der Risikominimierung von Übergewicht oder auch Adipositas und Diabetes mellitus Typ 2.

	FUNKTION	VORKOMMEN IN LEBENSMITTELN
Lösliche Ballaststoffe wie Inulin, Pektin, Guar, Flohsamen u. a.	Sie werden vom Darm abgebaut dienen gesunden Darmbakterien als Nahrungsquelle verbessern die Resorption einzelner Mineralstoffe, zum Beispiel fördert Inulin die Aufnahme von Calcium	Alle Obst- und Gemüsesorten (viel in Kohlsorten, Beeren, Schwarzwurzel) Haferflocken, Leinsamenschleim, Johannisbrotkernmehl, Topinambur
Unlösliche Ballaststoffe, zum Beispiel Cellulose, Chitin, Lignin u. a.	Sie werden vom Darm nicht abgebaut binden bei der Ausscheidung schädliche Stoffwechselabbauprodukte bremsen einen schnellen Blutzuckeranstieg	Hülsenfrüchte, Vollkornprodukte, Hartweizenerzeugnisse, Pilze

Tab. 9: Lösliche und unlösliche Ballaststoffe

WENIGE BALLASTSTOFFE	VIELE BALLASTSTOFFE
Brötchen, Toastbrot, Weißbrot, Croissant	Vollkornbrot, -brötchen, Leinsamenbrot, Grahambrot, Pumpernickel
Torten, Kuchen, Waffeln, Kekse, Zwieback	Vollkornzwieback, Vollkornkekse, Kuchen mit Vollkornmehl gebacken, Früchtebrot
Teigwaren (Nudeln)	Vollkornteigwaren, Hirse, Grünkern
polierter Reis	Vollkornreis
Cornflakes	Getreideflocken, Haferflocken
Pudding, Cremespeisen, Eis	Beerenfrüchte, Rote Grütze, Obstsalat, Müsli, Backobst

Tab. 10: Ballaststoffarm – ballaststoffreich

Die Eigenschaften von Ballaststoffen können entsprechend ihrer Zusammensetzung variieren, prägend sind aber folgende Hauptmerkmale, sie

- → binden Wasser, quellen auf und führen so zu einem länger anhaltenden Sättigungsgefühl und einer gut transportfähigen Stuhlkonsistenz,
- → regen die Ausschüttung von Verdauungssäften an und beschleunigen die Darmpassage des Nahrungsbreis,
- → fördern das Wachstum nützlicher Darmbakterien und unterstützen den Erhalt des Darmmikrobioms, da Ballaststoffe den Darmbakterien als Nahrungsquelle dienen,
- → haben eine resorptionsverzögernde Wirkung für Glukose und damit einen regulierenden Einfluss auf den Blutzuckeranstieg,
- → binden Cholesterol im Darm und können zu seiner Ausscheidung beitragen,
- → verstärken die Kautätigkeit, was die Nahrungsaufnahme zeitlich verlängern kann, die Sättigung unterstützt sowie die Speichelproduktion erhöht, was einer Kariesentstehung entgegenwirkt.

Die tägliche Nahrung sollte circa 30 Gramm Ballaststoffe enthalten, entsprechend der DGE-Empfehlung: >14,6 Gramm Ballaststoffe pro 1000 Kilokalorien. Eine Ballaststoffzufuhr sollte immer mit einer adäquaten Flüssigkeitszufuhr einhergehen. Als Faustregel gilt pro 10 Gramm Ballaststoffe eine Trinkmenge von 500 Millilitern.

Zusätzlich sind Ballaststoffe nützlich für Ihr Immunsystem und somit unentbehrlich für eine entzündungslindernde Ernährungsweise. Eine gesündere (vielfältigere) Darmflora kann Entzündungsprozesse in Ihrem gesamten Körper positiv beeinflussen. Ballaststoffe werden unterschieden in lösliche und unlösliche Ballaststoffe.

Damit sich Ihr Darm an die vermehrte Zufuhr von **Ballaststoffen** gewöhnen kann, **steigern** Sie die Menge **langsam.** Dadurch können Sie Blähungen oder Bauchschmerzen durch eine zu hohe und schnelle Zufuhr entgegenwirken.

Beim Backen tauschen Sie das normale Weizenmehl Typ 405 zunächst zu einem Drittel gegen ein Vollkornmehl aus, wobei Sie den Anteil nach und nach steigern. Wichtig: etwas mehr Flüssigkeit zugeben.

In Tabelle 11 finden Sie Tipps, wie sich ganz einfach ballaststoffarme Lebensmittel gegen ballaststoffreiche austauschen lassen.

→ **TIPP Ernährungsumstellung**
Stellen Sie Ihre Ernährung langsam, nach und nach auf eine ballaststoffreiche Lebensmittelauswahl um, um ungewohnte Zeichen des Körpers wie Blähungen oder gesteigertes Stuhlvolumen nicht als Belastung zu empfinden. Nutzen Sie dafür die Tabelle der Austauschvorschläge.

MAHLZEIT	LEBENSMITTEL	BALLASTSTOFFE	BALLASTSTOFFREICHERE LEBENSMITTEL	BALLASTSTOFFE
Frühstück	2 Scheiben Toastbrot 1 Kiwi	1,5 g 2,9 g	2 Scheiben Vollkornbrot 1 Portion Himbeeren	7,8 g 6,0 g
Zwischenmahlzeit	1 Portion Weintrauben	1,6 g	1 Apfel	2,5 g
Mittagessen	1 Portion Brokkoli 1 Portion Nudeln 1 Portion Wackelpudding	6,0 g 3,5 g 0 g	1 Portion Brokkoli 1 Portion Vollkornnudeln 1 Portion Beerenkompott	6,0 g 10,2 g 2,0 g
Zwischenmahlzeit	1 Schokomuffin, 150 g	3,9 g	Haselnuss-Hafer-Kekse, 150 g	5,5 g
Abendessen	2 Scheiben belegtes Mischbrot Cornichons, 100 g	4,2 g 0,7 g	2 Scheiben belegtes Vollkornbrot 1 Portion Radieschen	8,2 g 1,6 g

Tab. 11: Ballaststoffreicher ernähren: Austauschvorschläge

> **ACHTUNG**
>
> Ausreichend viel zu trinken ist bei einer ballaststoffreichen Ernährung sehr wichtig. Nur durch viel Flüssigkeit können die Ballaststoffe ausreichend quellen und damit die gewünschten Effekte erzielen. Nehmen Sie täglich **mindestens 1,5 Liter energiefreie/-arme Getränke** wie zum Beispiel Trink-/Mineralwasser, Fruchtschorlen (im Verhältnis 3:1) oder ungesüßte Tees zu sich. Wenn Sie zusätzlich Kleie oder andere Quellmittel (zum Beispiel geschrotete Leinsamen, Chia oder Flohsamenschalen) verwenden, empfiehlt sich eine **Flüssigkeitsmenge von mindestens 2,5 Liter** am Tag.

Anhand der folgenden Tabelle können Sie sehen, welches Lebensmittel wie viele Ballaststoffe auf 100 Gramm enthält. Bedenken Sie nur, dass man in der Praxis keine 100 Gramm Weizenkleie essen wird. Mit Vollkornbrot sowie Obst und Gemüse können Sie die empfohlene Menge von täglich 30 Gramm Ballaststoffen jedoch unkompliziert erreichen, Beispiele finden Sie in der Tabelle „Austauschvorschläge“ (→ Seite 56).

NAHRUNGSMITTEL	BALLASTSTOFFGEHALT IN 100 G
Weizenkleie	49
Leinsamen	39
Kichererbsen, getrocknet	21
Haferkleie	19
Weizenkeime	17
Weizenvollkornmehl	13
getrocknete Feigen	13
Haferflocken	10
Weizenflocken	10
Müsli-Mischung, im Durchschnitt	10
Vollkornzwieback	10
Pumpernickel	9
Roggen-/Weizenvollkornbrot	8
Kidneybohnen/weiße Bohnen	8
Vollkornnudeln	8
Erdnüsse	7
Rosinen	6
getrocknete Pflaumen	5
Erbsen, gekocht	4
Brokkoli, gekocht	3
Tomaten	1
Gurken, roh	0,5
Fleisch, Wurst, Fisch	0
Käse	0
Eier	0
Milch, Milchprodukte	0

Tab. 12: Ballaststoffgehalt von Lebensmitteln

Eiweiße

Eiweiße (Proteine) nehmen als Makronährstoff eine Sonderrolle ein. Eiweißstoffe bilden neben den Kohlenhydraten und den Fetten den Hauptbestandteil der menschlichen Nahrung. Während die Fette in der Kost zeitweilig fehlen können, benötigt der Körper eine ständige Zufuhr von Eiweiß, da er selbst nicht alle Eiweißstoffe herstellen kann.

Der menschliche Organismus besteht zu 15 bis 20 Prozent aus Eiweiß, das einem ständigen Auf- und Abbau unterliegt. Eiweiße werden nur im Ausnahmefall zur Energiegewinnung herangezogen.

Eiweiße werden im Darm durch Enzyme in ihre Bestandteile, die Aminosäuren, zerlegt, daraus werden mittels Proteinbiosynthese neue Körpereiweiße gebildet. Diese körpereigenen Eiweiße setzen sich sehr verschiedenartig aus Ketten von mehr als 100 bis zu mehr als 1000 Aminosäuren zusammen. Jedes Eiweiß ist ganz individuell aufgebaut, das heißt, die Aminosäuren stehen in einer bestimmten Reihenfolge (Sequenz).

Jedes Eiweiß besitzt dadurch spezifische Eigenschaften. Die körpereigenen Eiweiße werden aus 20 verschiedenen Aminosäuren aufgebaut. Man unterscheidet zwischen unentbehrlichen (essenziellen) und entbehrlichen Aminosäuren. Entbehrliche Aminosäuren müssen nicht zwangsläufig mit der Nahrung aufgenommen werden, da der Körper diese selbst bilden kann. Unentbehrliche Aminosäuren können nicht vom Körper selbst synthetisiert und müssen zwingend mit der Nahrung zugeführt werden.

Eiweiße haben im Organismus zahlreiche Aufgaben, sie fungieren als:

- → Transportproteine, zum Beispiel Hämoglobin transportiert Sauerstoff
- → Speicherproteine, zum Beispiel Ferritin speichert Eisen
- → Bewegungsproteine, zum Beispiel Aktin und Myosin in der Muskulatur ermöglichen die Kontraktion
- → Strukturproteine, zum Beispiel Kollagen in Sehnen und Muskeln gibt dem Körper Festigkeit und Formbeständigkeit
- → Enzyme und viele Hormone, damit bewirken und steuern sie Prozesse
- → Antikörper und sind in der Immunabwehr unabdingbar.

Der Energiegehalt von Eiweiß entspricht 4 Kilokalorien (kcal) pro 1 Gramm. Eiweiße sind nicht speicherbar; bei einer zu hohen Aufnahme von Eiweiß (> 2 Gramm pro Kilogramm Körpergewicht) in der Nahrung wird der Überschuss abgebaut. Im Hungerstoffwechsel beziehungsweise bei ungenügender Zufuhr von Kohlenhydraten und Fetten wird körpereigenes Eiweiß zur Energiegewinnung herangezogen (Katabolie). In diesen Fällen wird zum Beispiel Muskeleiweiß abgebaut.

Eine ständig überhöhte Eiweißzufuhr kann den Stoffwechsel und die Nieren über die Maßen belasten und langfristig zu Erkrankungen führen. Zumeist werden dabei tierische Lebensmittel verzehrt, die zudem hohe Anteile gesättigter Fettsäuren enthalten. Eine stark erhöhte Eiweißzufuhr sollte mit einer gesteigerten Flüssigkeitsaufnahme einhergehen, da bei der energetischen Verwertung von überschüssigem Eiweiß Harnstoff als ausscheidungspflichtige Substanz anfällt.

Eiweißmangel hingegen führt, besonders im Wachstum, zu körperlicher und auch zu geistiger Unterentwicklung. Bei ungenügender Eiweißzufuhr sinken die Leistungsfähigkeit und die Widerstandsfähigkeit gegenüber Infektionen.

Neben der Menge von Eiweiß kommt es auf die Qualität des Eiweißes an, die mittels der biologischen Wertigkeit angegeben wird. Die biologische Wertigkeit weist aus, wie viel Gramm körpereigenes Eiweiß aus 100 Gramm Nahrungseiweiß aufgebaut werden können. Die Höhe der biologischen Wertigkeit ist abhängig vom Gehalt und der Relation unentbehrlicher Aminosäuren, wobei tierisches Eiweiß in der Regel höherwertiger ist als pflanzliches Eiweiß. Durch eine geschickte Kombination von pflanzlichen Eiweißen kann aber ebenfalls eine hohe biologische Wertigkeit erreicht werden, siehe dazu die Tabelle 13 auf Seite 62.

Werden die hiesigen Ernährungsgewohnheiten zugrunde gelegt, ist davon auszugehen, dass üblicherweise keine Rücksicht auf die biologische Wertigkeit genommen werden muss.

ACHTUNG

Bei bestimmten Ernährungsweisen oder Erkrankungen allerdings, die mit einer Einschränkung der Eiweißzufuhr einhergehen, wie zum Beispiel die Ernährung im Stadium der Prädialyse oder für Diabetiker beim Auftreten einer Nierenerkrankung, müssen Sie aufpassen. Auch bei einer veganen Ernährung sollte auf die Zufuhr biologisch hochwertiger Eiweiße und deren Ergänzung, zum Beispiel in einer Kombination von Getreide und Hülsenfrüchten, geachtet werden.

Der Eiweißbedarf wird üblicherweise überschätzt. Laut Deutscher Gesellschaft für Ernährung (DGE) sind 0,8 Gramm pro Kilogramm Körpergewicht (g/kg) pro Tag bedarfsdeckend. Die Durchschnittsbevölkerung nimmt bei gemischter Kost zumeist 1–1,5 g/kg auf. Die Grenze von 2 g/kg sollte nicht überschritten werden.

Mikronährstoffe

Mikronährstoffe liefern keine Energie, sind jedoch für den Aufbau des Körpers und viele Stoffwechselvorgänge unabdingbar. Ihre Zufuhr liegt mengenmäßig deutlich unter der der Makronährstoffe Eiweiß, Fett und Kohlenhydrate. Zu den Mikronährstoffen zählen Vitamine, Mineralstoffe und Spurenelemente. Grundsätzlich lässt sich der Bedarf durch eine vollwertige und ausgewogene Ernährung nach den 10 Regeln der Deutschen Gesellschaft für Ernährung decken. Im Erkrankungsfall sollte der Versorgungsstatus geprüft werden, da es zum einem einen Mehrbedarf geben kann und zum anderen manche Medikamente „Nährstoffräuber" sein können und dann gegebenenfalls eine Substitution notwendig wird.

Vitamine

Vitamine haben lebenswichtige Funktionen. Sie unterstützen Stoffwechselvorgänge und sind am Aufbau körpereigener Substanzen wie zum Beispiel von Enzymen, Hormonen und Blutzellen beteiligt.

Fast alle Lebensmittel enthalten Vitamine. Bei einer gesunden und ausgewogenen Ernährung mit pflanzlichen und tierischen Lebensmitteln ist deshalb die Vitaminversorgung weitestgehend gesichert.

Vitamine lassen sich in zwei Gruppen einteilen: wasserlösliche und fettlösliche. Wasserlösliche Vitamine müssen kontinuierlich zugeführt werden, da bis auf wenige Ausnahmen (zum Beispiel Vitamin B_{12}) keine Speicherung im Körper möglich ist. Überschüssige Mengen werden über den Urin ausgeschieden. Fettlösliche Vitamine können für den menschlichen Körper nur zur Verfügung stehen, wenn gleichzeitig fetthaltige Lebensmittel aufgenommen werden. Sie werden im Fettgewebe gespeichert, sodass ein Vitaminmangel erst verzögert auftritt.

Vitamin D und Vitamin A können durch körpereigene Synthese gebildet werden.

Vitamin D: Für die Bildung unabdingbar ist der Aufenthalt in der Sonne, allerdings wird vor Sonnenbädern mit starker Sonneneinstrahlung gewarnt. Je nach Hauttyp und Jahreszeit wird eine Sonnenlichtbestrahlung von 10 bis 25 Minuten am Tag empfohlen. Kranke oder hochbetagte Personen, die sich nur selten im Freien aufhalten können, sind besonders gefährdet, einen Mangel auszubilden.

Vitamin A: Voraussetzung ist die Zufuhr der pflanzlichen Vorstufe ß-Carotin.

Zu Mangelerscheinungen kommt es bei:

- → Unterernährung oder einseitiger Ernährung
- → gestörter Vitaminaufnahme aus dem Darm, zum Beispiel bei Malabsorption
- → erhöhtem Vitaminbedarf, zum Beispiel während Schwangerschaft und Stillzeit.

Unterversorgungen von Vitaminen gehen eher mit unspezifischen Symptomen einher und lassen sich oft nicht klar zuordnen. Daher ist die gesundheitsfördernde Ernährung nach den Regeln der Deutschen Gesellschaft für Ernährung der „Schlüssel", um keine Mangelzustände auszubilden.

Mineralstoffe und Spurenelemente

Mineralstoffe zählen zu den nicht energieliefernden Nahrungsbestandteilen. Sie werden in Mengen- und Spurenelemente unterteilt. Zu den **Mengenelementen** zählen Natrium, Kalium, Magnesium, Chlorid, Calcium und Phosphor. Der Körper besitzt etwa drei bis vier Kilogramm davon. Der Körperbestand der **Spurenelemente** liegt dagegen bei nur etwa zehn Gramm. Zu diesen Elementen gehören beispielsweise Eisen, Jod, Zink, Fluor und Kupfer.

Die Mineralstoffe sind auf sehr vielfältige Weise in die Körperfunktionen integriert. Sie dienen als Baustoff für Knochen und Zähne (besonders Calcium und Phosphor), als Reglerstoff im Wasserhaushalt (besonders Natrium, Kalium und Chlorid) und für das Säure-Basen-Gleichgewicht. Ebenfalls sind sie unabdingbar für die Erregungsübertragung in Nerven- und Muskelzellen (besonders Magnesium und Calcium) und Bestandteil oder Aktivator von Enzymen (zum Beispiel Eisen und Magnesium) und Hormonen (zum Beispiel Jod).

In wässriger Lösung, also in den Körperflüssigkeiten, nehmen Mineralstoffe die ionisierte Form an, dann spricht man von Elektrolyten. Deshalb ist der Elektrolythaushalt eng an den Flüssigkeitshaushalt gekoppelt. Wichtigstes Regulationsorgan ist die Niere.

Die 10 Regeln einer gesundheitsfördernden Ernährung

Um alle diese Makro- und Mikronährstoffe mit der Nahrung aufnehmen zu können und damit einen Mangel zu verhindern, hat die Deutsche Gesellschaft für Ernährung Regeln formuliert, die eine solche vollwertige und gesundheitsfördernde Ernährung beschreiben (www.dge.de/10Regeln). Diese 10 Regeln bilden das Fundament der Ernährungsempfehlungen für Patienten mit Arthrose.

1. Lebensmittelvielfalt genießen

→ Nutzen Sie die Lebensmittelvielfalt und essen Sie abwechslungsreich. Wählen Sie überwiegend pflanzliche Lebensmittel.

Erläuterung: Kein Lebensmittel allein enthält alle Nährstoffe. Je abwechslungsreicher Sie essen, desto geringer ist das Risiko einer einseitigen Versorgung. Mit einer bunten Auswahl aus allen Lebensmittelgruppen ge-

LEBENSMITTELKOMBINATIONEN	REZEPTIDEEN
Hühnerei + Kartoffel	Kartoffeln + Ei + Spinat, Salat + Ei + Kartoffelspalten
Hühnerei + Milchprodukt	Ei + Ofengemüse + Joghurtdip
Milchprodukt + Weizen	Kalte Gurkensuppe + 1 Scheibe Vollkornbrot
Bohnen + Mais	Chili con/sin carne (Eintopf mit Rindfleisch – oder ohne Fleisch)
Hühnerei + Sojaprodukt	Salat + Ei + gebratene Tofustreifen
Kichererbsen + Weizen	Hummus + Vollkornbrot
Linsen + Reis	Mujadarra, arabisches Linsen-mit-Reis-Gericht

Tab. 13: Eiweißkombinationen für eine hohe biologische Wertigkeit

lingt es Ihnen, vollwertig zu essen und zu trinken. Pflanzliche Lebensmittel wie Gemüse, Obst, Hülsenfrüchte, Getreide und Kartoffeln liefern viele Nährstoffe, Ballaststoffe sowie sekundäre Pflanzenstoffe und gleichzeitig wenige Kalorien. Pflanzenöle, Nüsse und Saaten sind zwar kalorienreich, aber auch wertvolle Nährstofflieferanten. Für eine ausreichende Versorgung mit Nährstoffen ist es sinnvoll, die pflanzlichen Lebensmittel in geringem Maße durch tierische Lebensmittel wie Milch, Milchprodukte, Fisch, Fleisch und Eier zu ergänzen.

2. Gemüse und Obst – nimm „5 am Tag“

→ Genießen Sie mindestens 3 Portionen Gemüse und 2 Portionen Obst am Tag. Zur bunten Auswahl gehören auch Hülsenfrüchte wie Linsen, Kichererbsen und Bohnen sowie (ungesalzene) Nüsse.

Erläuterung: Gemüse und Obst versorgen Sie reichlich mit Nährstoffen, Ballaststoffen sowie sekundären Pflanzenstoffen und tragen zur Sättigung bei. Gemüse und Obst zu essen, senkt das Risiko für Herz-Kreislauf- und viele andere Erkrankungen. Gemüse und Obst ist die mengenmäßig größte Lebensmittelgruppe in der vollwertigen Ernährung und bringt viel Farbe und Abwechslung in den Speiseplan. Die Vielfalt und das Zusammenspiel der verschiedenen Inhaltsstoffe machen die positiven gesundheitlichen Wirkungen von Gemüse und Obst aus. Empfehlenswert sind täglich mindestens 400 Gramm Gemüse (circa 3 Portionen) und 250 Gramm Obst (circa 2 Portionen). Bei getrockneten Hülsenfrüchten wie Bohnen, Linsen oder Kichererbsen entspricht eine Portion circa 70 Gramm roh bzw. 125 Gramm gegart. Nüsse und Ölsaaten, die auch ein hervorragender

Lieferant für Omega-3-Fettsäuren sind, oder Trockenfrüchte können eine Portion Obst am Tag ersetzen. Allerdings ist die Portionsgröße kleiner, weil der Kaloriengehalt höher ist: Eine Portion Nüsse, Ölsaaten oder Trockenfrüchte entspricht circa 25 Gramm.

3. Vollkorn wählen

→ Bei Getreideprodukten wie Brot, Nudeln, Reis und Mehl ist die Vollkornvariante die beste Wahl für Ihre Gesundheit.

Erläuterung: Lebensmittel aus **Vollkorn** sättigen länger und enthalten mehr Nährstoffe als Weißmehlprodukte. Ballaststoffe aus Vollkorn können das Risiko für Diabetes mellitus Typ 2, Fettstoffwechselstörungen, Dickdarmkrebs und Herz-Kreislauf-Erkrankungen senken. Getreideprodukte liefern Kohlenhydrate und als Vollkornvariante zudem reichlich Ballaststoffe sowie ein Plus an Vitaminen und Mineralstoffen. Kohlenhydrate sind eine wichtige Energiequelle für den Menschen. Die DGE empfiehlt, mindestens 30 Gramm Ballaststoffe aus Vollkornprodukten, Gemüse, Hülsenfrüchten und Obst pro Tag aufzunehmen. Neben Getreideprodukten aus Vollkorn gehören auch Kartoffeln zu den möglichen Quellen für Kohlenhydrate. Zubereitet als Salz-, Pell- oder Ofenkartoffeln sind sie eine gute Wahl, die wenige Kalorien enthält.

4. Mit tierischen Lebensmitteln die Auswahl ergänzen

→ Essen Sie Milch und Milchprodukte wie Joghurt und Käse täglich, Fisch ein- bis zweimal pro Woche. Wenn Sie Fleisch essen, dann nicht mehr als 300 bis 600 Gramm pro Woche.

> **! WICHTIG**
>
> Wer sich vegetarisch oder vegan ernährt, also wer wenig oder gar keine tierischen Lebensmittel isst, muss darauf achten, Vitamin B_{12} zusätzlich einzunehmen und den täglichen Eiweißbedarf im Auge zu behalten. Weitere Informationen zur vegetarischen und veganen Ernährung (→ Seite 78).

Erläuterungen: **Milch und Milchprodukte** liefern gut verfügbares Protein, Vitamin B_2, und Calcium. Seefisch versorgt Sie mit Jod und fetter Fisch mit wertvollen Omega-3-Fettsäuren. Fleisch enthält gut verfügbares Eisen sowie Selen und Zink. Fleisch und insbesondere Wurst enthalten aber auch ungünstige Inhaltsstoffe und sollten daher nur in Maßen verzehrt werden. Nur tierische Lebensmittel enthalten in nennenswerten Mengen verfügbares Vitamin B_{12}. Wer wenig oder gar keine tierischen Lebensmittel isst, muss darauf achten, Vitamin B_{12} zusätzlich einzunehmen. Joghurt, Buttermilch, Kefir, Quark oder Käse – das sind nur einige Beispiele für Produkte, die aus Milch gewonnen werden. Milch und Milchprodukte werden in einer solchen Vielfalt angeboten, dass der tägliche Genuss ganz leichtfällt. Der regelmäßige Verzehr von Milch und Milchprodukten unterstützt die Knochengesundheit und ist darüber hinaus mit einem verringerten Risiko für Dickdarmkrebs verbunden. Aktuelle Erkenntnisse legen zudem nahe, dass der tägliche Verzehr von einer Portion fermentierter Milchprodukte (circa 150 g/Tag) wie Joghurt, Kefir oder Buttermilch das Risiko für Diabetes mellitus Typ 2 senken könnte.

Fisch: Fettreicher Fisch ist von besonderer Bedeutung für die Gesundheit des Herz-Kreislauf-Systems und vermindert das Risiko für Schlaganfälle. **Fette Fische** wie Lachs, Makrele und Hering enthalten langkettige Omega-3-Fettsäuren (DHA und EPA). Auch die einheimischen Süßwasserfische wie Forelle und Karpfen sind gute Lieferanten dieser Fettsäuren. **Seefisch** wie Kabeljau oder Rotbarsch enthält zudem Jod. Jod erfüllt als Bestandteil der Schilddrüsenhormone lebensnotwendige Aufgaben.

Fleisch: Als Teil der vollwertigen Ernährung kann eine kleine Menge Fleisch die Versorgung mit lebenswichtigen Nährstoffen erleichtern. Dafür reicht eine wöchentliche Menge an Fleisch und Wurst von insgesamt 300 Gramm für Erwachsene mit niedrigem Kalorienbedarf bis hin zu 600 Gramm für Erwachsene mit hohem Kalorienbedarf aus. Zur Einordnung: Eine Portion Fleisch kann 100 bis 150 Gramm wiegen. Eine Scheibe Wurstaufschnitt, Schinken oder Aspik Aufschnitt kann zwischen 15 und 25 Gramm wiegen. Bei Fleisch ist zudem die Unterscheidung zwischen rotem und weißem Fleisch von Bedeutung. Rotes Fleisch ist das Fleisch von Rind, Schwein, Lamm bzw. Schaf, Ziege und Wild. Weißes Fleisch ist das Fleisch von Geflügel wie Huhn. Wer viel rotes Fleisch und Wurst isst, kann ein höheres Risiko für Darmkrebs haben. Für weißes Fleisch besteht nach derzeitigem Wissensstand keine Beziehung zu Krebserkrankungen. Trotzdem sollten die oben genannten Verzehrmengen nicht überschritten werden.

Eier sind eine gute Quelle für biologisch hochwertiges Protein sowie eine Reihe von lebensnotwendigen Nährstoffen (z. B. fettlösliche Vitamine). Gleichzeitig ist das Eigelb fett- und cholesterinreich. Deshalb wurde lange Zeit ein zu hoher Verzehr von Eiern als kritisch angesehen. Aktuelle Studien, die den Zusammenhang zwischen der Anzahl gegessener Eier und den Risiken für verschiedene Erkrankungen untersuchten, zeigen jedoch widersprüchliche Ergebnisse. Demnach kann derzeit keine Obergrenze für den Verzehr von Eiern abgeleitet werden. Eine unbegrenzte Menge ist im Rahmen einer pflanzenbetonten Ernährung dennoch nicht zu empfehlen. Eier können Ihren Speiseplan ergänzen und Bestandteil einer vollwertigen Ernährung sein – planen Sie ihren Verzehr jedoch bewusst.

5. Gesundheitsfördernde Fette nutzen

→ Bevorzugen Sie pflanzliche Öle wie beispielsweise Rapsöl und daraus hergestellte Streichfette. Vermeiden Sie versteckte Fette. Fett steckt oft „unsichtbar" in verarbeiteten Lebensmitteln wie Wurst, Gebäck, Süßwaren, Fast-Food und Fertigprodukten.

Erläuterung: **Pflanzliche Öle** liefern, wie alle Fette, viele Kalorien. Sie liefern aber auch lebensnotwendige Fettsäuren und Vitamin E. Fette und Öle, die beispielsweise zum Kochen, Braten, Backen oder als Streichfett benutzt werden, sind von unterschiedlicher ernährungsphysiologischer Qualität. Eine gezielte Auswahl der Fettquellen ist wichtig, damit wir gut mit lebensnotwendigen ungesättigten Fettsäuren und Vitamin E versorgt sind. Positiv wirkt es sich aus, weniger gesättigte Fettsäuren (meist aus tierischen Lebensmitteln) und dafür mehr ungesättigte Fettsäuren aufzunehmen. Letztere stecken in pflanzlichen Ölen, Margarine, Nüssen und fetten Fischen. Damit kann das Risiko für Herz-Kreislauf-Erkrankungen gesenkt werden. Bei Ölen und Fetten ist die Auswahl groß: Rapsöl ist das Öl der Wahl und ein guter Allrounder in der Küche. Rapsöl hat den geringsten Anteil an gesättigten Fettsäuren, einen hohen Anteil an einfach ungesättigten Fettsäuren und enthält viel von der lebensnotwendigen ungesättigten Omega-3-Fettsäure „alpha-Linolensäure" sowie Vitamin E. Hervorzuheben ist das günstige Verhältnis von Omega-3- zu Omega-6-Fettsäuren in Rapsöl. Weitere empfehlenswerte Öle mit einem nennenswerten Gehalt an Omega-3-Fettsäuren sind Walnuss-, Lein- und Sojaöl. Olivenöl mit seinem hohen Anteil an einfach ungesättigten Fettsäuren ist ebenfalls eine gute Wahl. Olivenöl, speziell natives Olivenöl, enthält darüber hinaus sekundäre Pflanzenstoffe. Margarine hat im Vergleich zu Butter einen höheren Gehalt an ungesättigten Fettsäuren und damit eine bessere Fettsäurezusammensetzung.

→ TIPP Margarine

Achten Sie beim Kauf von Margarine auf die Zusammensetzung. Empfehlenswert ist zum Beispiel eine Margarine auf Rapsölbasis anstelle von Sonnenblumenöl. Kokosfett, Palmöl und Palmkernöl sowie tierische Schmalze enthalten große Mengen an gesättigten Fett-

säuren, die sich ungünstig auf die Blutfette auswirken können und deshalb gemieden werden sollten.

6. Zucker und Salz einsparen

→ Mit Zucker gesüßte Lebensmittel und Getränke sind nicht empfehlenswert. Vermeiden Sie diese möglichst und setzen Sie Zucker sparsam ein. Sparen Sie Salz und reduzieren Sie den Anteil salzreicher Lebensmittel. Würzen Sie kreativ mit Kräutern und Gewürzen.

Erläuterung: Zuckergesüßte Lebensmittel und Getränke sind meist nährstoffarm und enthalten unnötige Kalorien. Zudem erhöht Zucker das Kariesrisiko. Zu viel Salz im Essen kann den Blutdruck erhöhen. Mehr als sechs Gramm am Tag sollten es nicht sein. Wenn Sie Salz verwenden, dann angereichert mit Jod und Fluorid.

Der süße Geschmack von Lebensmitteln kann aus ganz unterschiedlichen Quellen kommen. Weitverbreitet ist der allgemein bekannte **Haushaltszucker** (Saccharose). Er wird bei Lebensmitteln häufig als „zugesetzter Zucker" verwendet. Auch brauner Zucker, Honig, Agavendicksaft, Kokosblütenzucker, Sirupe sowie die Süße aus Früchten, die zum Süßen eingesetzt werden, sind wie Haushaltszucker zu bewerten. Oft steckt sehr viel **Zucker in verarbeiteten Lebensmitteln,** so zum Beispiel in Milchprodukten wie Fruchtjoghurt, Fruchtquark oder Milchmischgetränken (wie etwa Kakao). Auch Nektare und Fruchtsaftgetränke enthalten viel Zucker. Zucker ist auch Lebensmitteln zugesetzt, in denen wir ihn nicht gleich vermuten, wie etwa Ketchup, (Grill)Soßen, Dressings oder Fertigmahlzeiten wie Pizza. Nektare, Fruchtsaftgetränke sowie insbesondere **zuckergesüßte Erfrischungsgetränke** sind nicht empfehlenswert, da sie viele Kalorien enthalten, nicht sättigen und in der Regel keine lebensnotwendigen Nährstoffe liefern. Zu den zuckergesüßten Erfrischungsgetränken gehören zum Beispiel Cola-Getränke, Eistees und Limonaden. Zuckergesüßte Getränke erhöhen das Risiko für Adipositas und Diabetes mellitus Typ 2. Zudem fördern sie, wie auch zuckergesüßte Lebensmittel, die Entstehung von Karies. Auch Obstsäfte sind sehr zucker- und kalorienreich und daher keine Durstlöscher.

Auch Getränke mit Süßstoffen sind aus Sicht der Verbraucherzentralen keine Alternative, da es Hinweise gibt, dass diese das Krebsrisiko erhöhen.

Eine hohe Speisesalzzufuhr erhöht das Risiko für Bluthochdruck und damit auch das Risiko für Herz-Kreislauf-Erkrankungen. Über verarbeitete Lebensmittel wie Brot, Käse, Fleisch, Wurst und Fertigprodukte sowie Fast Food nehmen wir schon viel Salz auf. Deshalb sollten Sie beim Zubereiten von

Mahlzeiten zu Hause so sparsam wie möglich salzen und dabei immer Jodsalz verwenden.

7. Am besten Wasser trinken

→ Trinken Sie mindestens 1,5 Liter jeden Tag, am besten Wasser oder andere kalorienfreie Getränke wie ungesüßten Tee. Zuckergesüßte und alkoholische Getränke sind nicht empfehlenswert.

Erläuterung: Ihr Körper braucht Flüssigkeit in Form von Wasser. Zuckergesüßte Getränke liefern unnötige Kalorien und kaum wichtige Nährstoffe. Der Konsum kann die Entstehung von Übergewicht und Diabetes mellitus Typ 2 fördern. Alkoholische Getränke sind ebenfalls kalorienreich. Außerdem kann Alkohol die Entstehung von Krebs fördern und ist mit weiteren gesundheitlichen Risiken verbunden. Ideale Durstlöscher und Flüssigkeitslieferanten sind Wasser, ungezuckerte Kräuter- und Früchtetees. Koffeinhaltige Getränke wie ungezuckerter Tee und Kaffee sind kalorienfreie Getränke, die zur Flüssigkeitsbilanz hinzugezählt werden können, jedoch nur in begrenzter Menge getrunken werden sollten. Saftschorlen mit 3 Teilen Wasser und 1 Teil Saft eigenen sich ebenfalls als Flüssigkeitslieferanten. Lightgetränke sind kalorienfrei oder kalorienreduziert. Sie enthalten weitere Lebensmittelzusatzstoffe wie Süß-, Farb- und Aromastoffe und sind daher weniger empfehlenswert. Als Durstlöscher ungeeignet sind Limonaden, Cola- und Fruchtsaftgetränke, Brausen, Nektare, Obstsäfte, Eistees oder Milchmischgetränke (zum Beispiel Eiskaffee). Sie enthalten viel Zucker und liefern damit viele Kalorien. Auch sogenanntes „aromatisiertes Wasser“ kann mit Zucker gesüßt sein.

Alkohol: Das Trinken von alkoholhaltigen Getränken ist mit einer hohen Kalorienzufuhr und einem erhöhten Risiko für verschiedene Krebserkrankungen verbunden. Regelmäßig hoher Alkoholkonsum kann zu Fettleber und weiteren Lebererkrankungen führen. Außerdem können Bauchspeicheldrüse und Herzmuskel geschädigt werden. Die von Alkohol ausgehende Suchtgefahr ist ein weiteres gesundheitliches Risiko. Bei vorsichtiger Abwägung des derzeitigen Wissensstands zur Wirkung verschiedener Alkoholmengen werden für gesunde Frauen maximal 10 Gramm pro Tag und für gesunde Männer maximal 20 Gramm pro Tag als tolerierbare Alkoholmenge angesehen. 20 Gramm Alkohol sind zum Beispiel in circa einem halben Liter Bier oder 250 Milliliter Wein oder 6 Zentiliter Weinbrand enthalten.

Diese Werte sind jedoch nicht als Aufforderung zu täglichem Alkoholgenuss anzusehen – keine regelmäßig konsumierte Alkoholmenge kann als gesundheitlich unbedenklich bezeichnet werden, daher empfiehlt es sich, den Konsum auf besondere Anlässe zu beschränken.

→ **TIPP Alkohol und Kalorien**
Wer wissen möchte, wie viel Alkohol und wie viele Kalorien im Lieblingsdrink stecken, kann dies hier erfahren: https://www.kenn-dein-limit.info/alkohol-rechner/

8. Schonend zubereiten

→ Garen Sie Lebensmittel so lange wie nötig und so kurz wie möglich, mit wenig Wasser und wenig Fett. Vermeiden Sie beim Braten, Grillen, Backen und Frittieren das Verbrennen von Lebensmitteln

Erläuterung: Eine **schonende Zubereitung** erhält den natürlichen Geschmack und schont die Nährstoffe. Verbrannte Stellen enthalten schädliche Stoffe. Bei der Zubereitung können Lebensmittel Hitze und Wasser ausgesetzt sein. Je weniger Hitze und Wasser Sie einsetzen, desto mehr Nährstoffe bleiben erhalten. Für eine nährstoffschonende Zubereitung von Speisen bieten sich Garmethoden wie Dünsten oder Dampfgaren an. Gleichzeitig ist es wichtig, dass Sie vor allem tierische Lebensmittel **ausreichend durchgaren.** Für Kleinkinder, ältere Menschen, Immungeschwächte und Schwangere ist dies besonders wichtig, um Lebensmittelinfektionen zu vermeiden. Braten, Grillen, Backen oder Frittieren bei zu hohen Temperaturen kann dazu führen, dass Teile des Essens verbrennen oder verkohlen. In diesen braun-schwarzen Flächen entwickeln sich krebserregende Stoffe. Sie sollten nicht mitgegessen werden.

9. Achtsam essen und genießen

→ Gönnen Sie sich eine Pause für Ihre Mahlzeiten und lassen Sie sich Zeit beim Essen.

Erläuterung: Langsames, bewusstes Essen fördert den Genuss und das Sättigungsempfinden. Das Sättigungsgefühl tritt erst circa 15 bis 20 Minuten nach Beginn der Mahlzeit ein. Wenn ich zu schnell esse, kann ich gar nicht bemerken, dass ich vielleicht schon genug gegessen habe. Langsames, bewusstes Essen und gründliches Kauen können den Genuss fördern, entspannen und dabei helfen das Körpergewicht zu regulieren.

10. Auf das Gewicht achten und in Bewegung bleiben

→ Vollwertige Ernährung und körperliche Aktivität gehören zusammen. Dabei ist nicht nur regelmäßiger Sport hilfreich, sondern auch ein aktiver Alltag, indem Sie zum Beispiel öfter zu Fuß gehen oder Fahrrad fahren.

Erläuterung: Pro Tag 30 bis 60 Minuten moderate körperliche Aktivität fördern Ihre Gesundheit und helfen Ihnen dabei, Ihr Gewicht zu regulieren. Körperliche Bewegung und Sport regen den Muskelaufbau an und erhöhen den Kalorienverbrauch. Damit hilft Bewegung dabei, das Körpergewicht zu regulieren. Regelmäßige körperliche Aktivität senkt das Risiko für Herz-Kreislauf-Erkrankungen, Bluthochdruck, Schlaganfall, Diabetes mellitus Typ 2, Adipositas, Brust-/Darmkrebs und Depressionen und ist gut für die Knochengesundheit. Sowohl Übergewicht als auch Untergewicht sind für den Körper ungünstig: **Übergewicht** belastet den Kreislauf, den Bewegungsapparat und den Stoffwechsel. Die Folgen können zum Beispiel Bandscheiben- und Gelenkschäden sein. Außerdem steigt das Risiko für Begleiterkrankungen wie Diabetes mellitus Typ 2, Gicht, Bluthochdruck und Herz-Kreislauf-Erkrankungen. **Untergewicht** kann ebenfalls mit gesundheitlichen Problemen verbunden sein. Bei zu niedriger Nahrungsaufnahme kann es im Lauf der Zeit zu Mangelerscheinungen kommen. Die Folge: verminderte Leistungsfähigkeit, Müdigkeit, Gereiztheit bis hin zu Gesundheitsstörungen wie Herz-Kreislauf-Problemen und einer verminderten Knochendichte.

Wie viele Mahlzeiten am Tag sind für mich gut?

Wie viele Mahlzeiten Sie essen, unterliegt vielen Einflüssen. Das Thema wird medial häufig diskutiert. Im Fokus stehen dabei immer die Energiebilanz, Blutzuckerbeeinflussung und Alltagseinflüsse.

Aktuelle Studien zeigen, dass eine häufigere Mahlzeitenfrequenz auch mit einer vermehrten Kalorienzufuhr einhergehen und damit krank machendes Übergewicht fördern kann. Die Deutsche Gesellschaft für Ernährung legt hier den Schwerpunkt auf eine ausgeglichene Energiebilanz und gibt keine wissenschaftlich gesicherte Aussage zur Mahlzeitenfrequenz. Wir empfehlen Ihnen, Ihren Alltag zu analysieren und die Energiezufuhr entsprechend einzuplanen. Treiben Sie täglich Sport, sind Zwischenmahlzeiten vielleicht nötig, damit Sie genug Energie haben. Dafür sollten immer gesunde Snacks oder Zwischenmahlzeiten genutzt werden. Außerdem ist es nach wie vor sinnvoll, keine oder wenig verarbeitete Lebensmittel oder Snacks zu essen. Das belegte Brötchen oder süße Teilchen vom Bäcker nebenan zählt genauso wenig dazu wie ein Schokoriegel.

BEISPIEL

Herzhafte und süße Snackvorschläge

Herzhafte Snacks: Veggiebällchen (Rezept→ Seite 133), Cocktailtomaten, Snackmöhren, Magerquark (Kräuter-/ Zwiebelquark)
Süße Snacks: Energiekugeln (Rezept → Seite 170), naturbelassene Nüsse, Trockenobst (kleine Mengen, circa 25 g), ›85-prozentige dunkle Schokolade

Beugen Sie bekannten Hunger- oder Appetitphasen im Alltag vor, indem Sie sich darauf vorbereiten. Erfahrungsgemäß scheitert eine gesündere Lebensmittelauswahl in diesen Situationen häufig an der fehlenden schnellen Verfügbarkeit. Stünden ein leckerer Kräuterquark und fertige Gemüsesticks immer bereit, würden die meisten Menschen auch zugreifen.

Fazit:

→ Ausschlaggebend ist definitiv: Je weniger verarbeitet die gekauften und verzehrten Speisen sind, desto gesünder leben Sie!
→ Es wird Ihnen leichter fallen, Gewicht zu verlieren.
→ Sie nehmen automatisch weniger gesättigte Fettsäuren zu sich.
→ Sie nehmen ganz nebenbei mehr von den günstigen Omega-3-Fettsäuren auf.
→ Ihre Essgeschwindigkeit verlangsamt sich, wodurch Sie außerdem Karies vorbeugen.

Was soll ich trinken, und wie viel?

Um den täglichen Wasserverlust auszugleichen, benötigt ein Mensch etwa zwei bis drei Liter Flüssigkeit pro Tag, siehe Flüssigkeitsberechnung (→ Seite 56). Bei starkem Schwitzen aufgrund von Hitze oder sportlichen Aktivitäten sogar noch deutlich mehr. Dabei ist die Art der gewählten Getränke von großer Bedeutung für eine gesundheitsfördernde Ernährung.

Bei einer gesunden Ernährungsumstellung werden kalorienreiche Getränke häufig übersehen oder in ihrer Wirkung unterschätzt, obwohl gerade in diesem Bereich zahlreiche Kalorien eingespart werden können. Ein Grund für den sorglosen Genuss von zuckerhaltigen Limonaden oder auch Alkohol liegt in der Wahrnehmung des Gehirns begründet. Auch wenn Cola beispielsweise mit 44 Kilokalorien pro 100 Millilitern zu Buche schlägt, fehlt ein vergleichbares Sättigungsgefühl wie bei fester Nahrung mit gleichem Kaloriengehalt. Gerade weil süße

Getränke keine guten Durstlöscher sind, besteht die Gefahr, dass man viel davon trinkt. Daher ist es umso wichtiger, nicht nur darauf zu achten, wie viel man trinkt, sondern insbesondere auch, was man trinkt.

Ein weiteres Problem sind die allgemein verbreiteten Ansichten zur Getränkeauswahl. So gelten Softdrinks wie Cola oder Limonade als „Dickmacher", wohingegen Säfte mit ihren zahlreichen Vitaminen gelobt werden. Dabei hat Fruchtsaft mit 40 bis 50 Kilokalorien pro 100 Milliliter etwa ebenso viel Kalorien wie Cola. Auch die sogenannten „Wässer mit Geschmack" sind für einen optimalen Ernährungsplan ungeeignet. In sehr vielen Sorten wird Zucker zugesetzt. Dennoch dürfen sie sich häufig als „kalorienarm" bezeichnen, da die Grenze dafür laut EU-Verordnung bei 20 Kilokalorien pro 100 Millilitern liegt – was immerhin 200 Kilokalorien pro Liter bedeutet. Empfohlene Getränke sind Trink- oder Mineralwasser, ungesüßte Tees oder Saftschorlen mit nur rund 1/3 Saftanteil.

→ TIPP Wasservariationen

Schlichtes Wasser lässt sich leicht aufpeppen. Mit Limetten oder Zitronenscheiben, mit Gurke oder Ingwer, es gibt zahlreiche Variationen an Obst, Gemüse oder auch Kräutern, um Wasser kulinarisch zu verzaubern. Minze, Rosmarin, Fenchel, Basilikum, Holunderblüten oder Rosenblüten verleihen Ihrem Wasser, Ihrem Durstlöscher einen immer neuen Geschmack.

Alkohol ist eines der unbrauchbarsten Getränke in einem gesunden Ernährungsplan. Ein Gramm reiner Alkohol enthält mit 7 Kilokalorien fast doppelt so viele Kalorien wie Zucker (4 kcal) und fast genauso viel wie Fett (9 kcal). Hinzu kommen oft noch Kalorien aus Zucker und anderen Zutaten in alkoholischen Getränken. Letztlich birgt Alkohol auch eine fatale Doppelwirkung in sich: Es hemmt den Fettabbau, da der Körper zunächst mit dem Abbau der Giftstoffe beschäftigt ist und Alkoholkonsum regt den Appetit an. Wer überhaupt nicht darauf verzichten kann, sollte daher beispielsweise auf alkoholfreies Bier zurückgreifen.

! WICHTIG

Hätten Sie's gewusst?

Hefeweizen 0,5 Liter	215 kcal
Bier 0,3 Liter	129 kcal
Sekt 0,1 Liter	80 kcal
Prosecco 0,1 Liter	83 kcal
Rotwein 0,1 Liter	67 kcal
Weißwein 0,1 Liter	60 kcal
Wodka 2 cl	43 kcal

Tab. 14: Kaloriengehalt alkoholischer Getränke (Quelle: fddb.info)

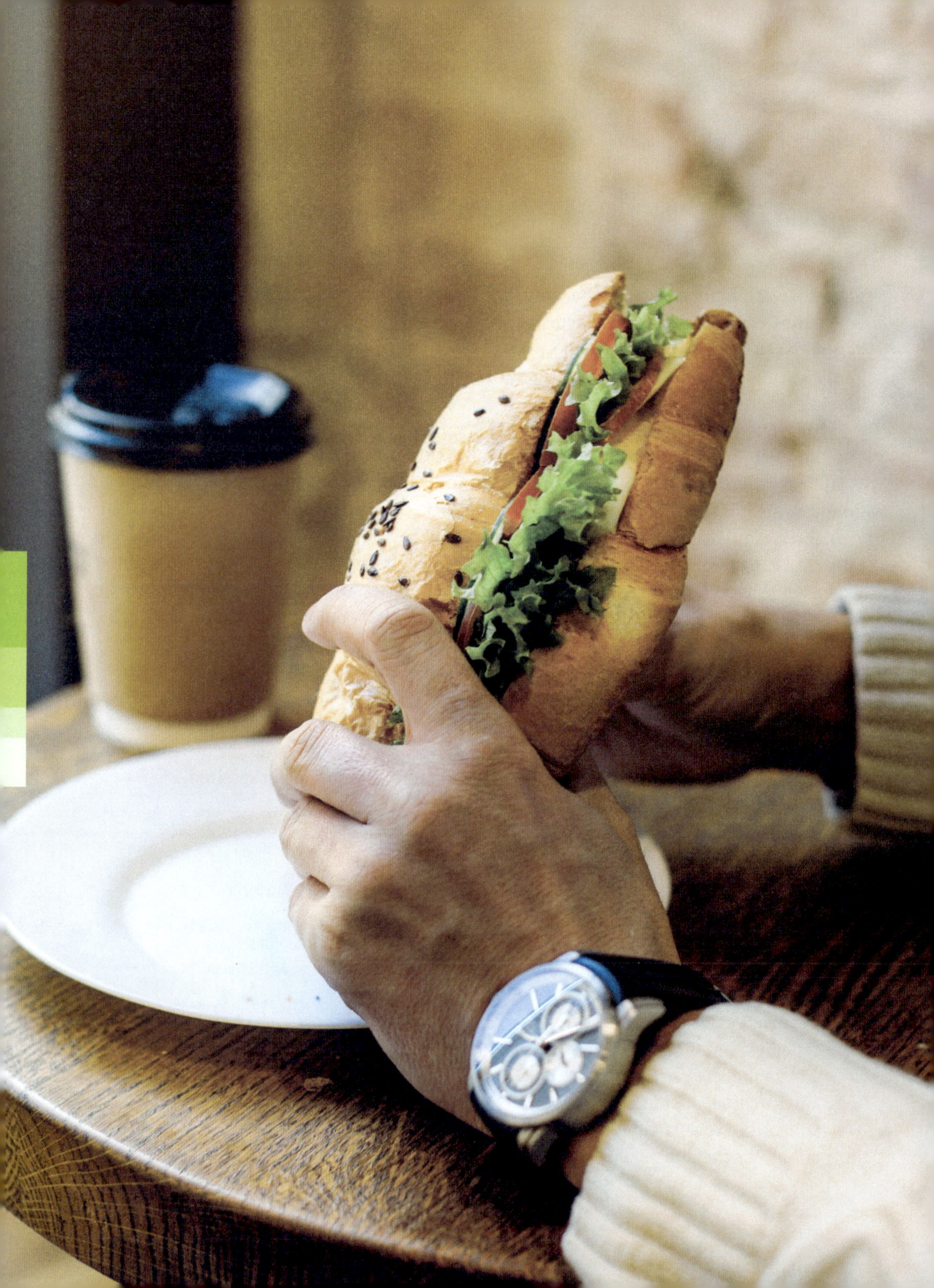

Ernährung bei Arthrose

Es gibt keine spezifische Ernährung oder gar spezifische Diät, die Arthrose heilen kann. Vielmehr soll es Ihnen mithilfe der Ernährung gelingen, ein Fortschreiten der Arthrose zu verhindern beziehungsweise mit der richtigen Lebensmittelauswahl einer Erkrankung vorzubeugen. Die Ernährung kann dabei begleitend zur medikamentösen und physikalischen Behandlung eine der Therapiesäulen sein, die Beschwerden verringert und eine Schmerzlinderung bewirkt.

Arthrose gehört als degenerative Gelenk- und Wirbelsäulenerkrankung als gesonderter Bestandteil zum sogenannten rheumatischen Formenkreis. Auch wenn Arthrose im engen Sinne nicht mit einer rheumatischen Erkrankung zu vergleichen ist, so hat die Weltgesundheitsorganisation (WHO) „Rheuma" als Überbegriff für Erkrankungen definiert, die am Bewegungsapparat auftreten. Die rheumatischen Erkrankungen sind fast immer mit Schmerz und häufig mit Bewegungseinschränkungen verbunden. Aufgrund der unterschiedlichen Krankheitszusammenhänge gibt es dann auch die entsprechenden Ernährungsempfehlungen, die sich alle auf die Grundlagen der gesundheitsfördernden Ernährung der Deutschen Gesellschaft für Ernährung (DGE) stützen.

Es ist bekannt, dass bestimmte Lebensmittelunverträglichkeiten Auslöser für rheumatische Schübe sind. Sie werden vor allem als Mediator für Schmerzgeschehen vermutet. Welchen Einfluss Lebensmittelunverträglichkeiten allerdings im Speziellen auf Arthrose haben, ist bislang noch nicht eindeutig nachgewiesen worden.

Antientzündliche Ernährung bei Arthrose

Der Hauptbestandteil der Ernährungstherapie bei Menschen mit Arthrose ist die Vermeidung von Übergewicht und Adipositas oder die Reduktion von Übergewicht. Neben diesem wichtigen ernährungstherapeutischen Ziel besteht die Kunst bei der Zusammenstellung eines Speiseplans darin, diejenigen Lebensmittel zu verwenden, die die arthrotischen Entzündungen minimieren oder ihnen entgegenwirken. Achten Sie in jedem Fall grundsätzlich darauf, sich ausgewogen und vielfältig zu ernähren. Denn das Risiko für eine Nährstoffunterversorgung beziehungsweise für einen Nährstoffmangel wird umso größer, je mehr die Lebensmittelauswahl eingeschränkt wird und je weniger abwechslungsreich Ihre Ernährung ist. Dies gilt prinzipiell für alle Ernährungsformen.

Platt gesagt, heißt das „wenig Fleisch, viel Gemüse, wenig Zucker, Fett in Maßen". Aber wie genau lässt sich dies im Alltag umsetzen? Aber was heißt das überhaupt, „Fett in Maßen"?

Fette und Öle

Gerade beim Thema Fett spielen viele Einflussfaktoren eine Rolle. Die Aufnahme von reichlich Omega-3-Fettsäuren beziehungsweise ein optimales Verhältnis zwischen Omega-3-Fettsäuren und Omega-6-Fettsäuren ist sehr wichtig (1:5), um entzündlichen Prozessen entgegenzuwirken. Zudem sollen alpha-linolensäurehaltige Öle aus Rapsöl, Leinsamen, Nüssen die körpereigene Produktion von **EPA (Eicosapentaensäure)** verstärken und sind so ein wichtiger Baustein in der Ernährung.

Viele verschiedene Öle haben einen hohen Gehalt an **ALA (alpha-Linolensäure)**, der Vorstufe von EPA, woraus dann EPA gebildet werden kann. Die alpha-Linolensäure (ALA) gehört zu den wichtigsten Omega-3-Fettsäuren, sie ist die Vorstufe für die Eicosapentaensäure. Zu den Ölen, die ALA enthalten, gehören dann zum Beispiel Lein-, Raps-, und Walnussöle. Versuchen Sie Ihre Gerichte und Speisen mit diesen Ölen aufzuwerten und erleben Sie zudem den besonderen Geschmack dieser feinen Öle.

FETTE UND ÖLE	ALPHA-LINOLENSÄURE (G/100 G)
Leinöl	55,30
Walnussöl	13,40
Rapsöl	8,60
Pflanzenmargarine	2,40
Olivenöl	0,95
Butter	0,50
Sonnenblumenöl	0,50
Distelöl	0,47
Diätmargarine	0,40

Tab. 15: ALA-Gehalt verschiedener Öle

GUT ZU WISSEN

Omega-3-Fettsäuren

Das IOC (International Olympic Commitee) gab 2018 eine Stellungnahme zur Einnahme von Nahrungsergänzungsmitteln für Hochleistungssportler ab, darunter auch zur Omega-3-Fettsäure-Aufnahme. Es gab **nur geringe** Hinweise für eine Reduktion von Entzündungen und funktionellen Veränderungen nach muskelschädlichen exzentrischen Übungen beim Menschen und **keinen** Hinweis auf eine Verringerung von Infekten bei Sportlern.

Damit Omega-3-Fettsäuren ihre Aufgaben im Körper gut übernehmen können, ist das richtige Verhältnis 1:5 (n3:n6) in der Gesamternährung wichtig. Auch wenn Omega-6-Fettsäuren für unseren Körper sehr wichtig sind (sie sind an der Regulation des Energiestoffwechsels beteiligt und wichtig für die Knochen-, Haut- und Haargesundheit), konkurrieren beide Fettsäurentypen um ein und dasselbe Enzym. Omega-6-Fettsäuren begünstigen Entzündungen im Körper und Omega-3-Fettsäuren vermindern Entzündungen, daher ist es wichtig, auf ein ausgewogenes Verhältnis zu achten. Mehr Omega-3- als Omega-6-Fettsäuren im Öl wären ideal, dies ist aber nur bedingt praxistauglich.

Öle	Verhältnis Omega-3 zu Omega-6-Fettsäuren
Leinöl	4:1
Chiaöl	3:1
Rapsöl	1:2
Hanföl	1:3
Walnussöl	1:4
Weizenkeimöl	1:7
Sojaöl	1:7
Olivenöl	1:9
Maiskeimöl	1:56
Kürbiskernöl	1:98
Traubenkernöl	1:132
Distelöl	1:150
Sonnenblumenöl	1: 311

- Sehr gutes Verhältnis (Überschuss an Omega-3-Fettsäuren)
- Ausreichend gutes Verhältnis (leichter Überschuss an Omega-6-Fettsäuren)
- Ungenügendes Verhältnis (Überschuss an Omega-6-Fettsäuren)
- Sehr schlechtes Verhältnis (starker Überschuss an Omega-6-Fettsäuren)

ACHTUNG

Fischöl- und Algenpräparate

Eine hochdosierte Einnahme von beispielsweise Fischölkapseln oder Omega-3-reichen Mikroalgenölen sollte nie ohne ärztliche Rücksprache erfolgen. Denn eine unkontrollierte Dosierung kann gegebenenfalls sogar gesundheitsschädlich sein. Das Bundesinstitut für Risikobewertung hat bereits 2009 Stellung zur Nahrungsergänzung mit Omega-3-Fettsäuren genommen und zur Vorsicht aufgerufen. Nehmen Sie nicht mehr als 1,5 Gramm pro Tag ein.

GUT ZU WISSEN

Eicosapentaensäure (EPA)

Eicosapentaensäure ist eine mehrfach ungesättigte Fettsäure und gehört zur Klasse der Omega-3-Fettsäuren. Bei einer ärztlich empfohlenen gesteigerten Aufnahme von Eicosapentaensäure (EPA) kann nach etwa drei Monaten eine Beschwerdelinderung erwartet werden. Wichtig ist, eine medikamentöse Therapie währenddessen nicht einfach auszusetzen.

Fleisch

Beim Arthrosegeschehen beteiligt ist auf jeden Fall die sogenannte **Arachidonsäure.** Sie ist ausschlaggebend für die Entzündungsprozesse im Körper. Daher gilt es, diejenigen Lebensmittel zu vermeiden, die einen hohen Gehalt an Arachidonsäure aufweisen. Arachidonsäure ist eine ungesättigte Fettsäure und gehört in die Gruppe der Omega-6-Fettsäuren, sie findet sich ausschließlich in tierischen Lebensmitteln und da insbesondere in **Fleisch und Innereien.** Rind-, Kalb-, Wild- und Geflügelfleisch enthalten geringere Mengen als zum Beispiel Schweinefleisch. Grundsätzlich sollten Sie darauf achten, insbesondere rotes Fleisch (Schwein, Rind, Kalb, Lamm) sehr selten zu essen oder ganz aus Ihrem Speiseplan zu streichen.

Fisch enthält abhängig von Jahreszeit, Fettgehalt und Fütterung einen sehr hohen Anteil von **EPA (Eicosapentaensäure)** und **DHA (Docosahexaensäure)** und ist damit ein Gegenspieler zur Arachidonsäure. Je mehr EPA und DHA im Essen enthalten sind, desto wirkungsvoller ist die Entzündungshemmung. Daher werden zwei Fischmahlzeiten in der Woche empfohlen. Hier sollte ein besonderes Augenmerk auf mittelfette Fische gelegt werden, insbesondere Lachs, Thunfisch, Hering und Makrele sind reich an Eicosapentaensäure und DHA. Allerdings ist ein hoher Fischverzehr aus ökologischen Gründen nicht erstrebenswert. Es bieten sich Alternativen wie zum Beispiel Mikroalgenöle an.

FISCH/100 G ESSBARER ANTEIL	GEHALT AN EICOSAPENTAENSÄURE (EPA) (G/KG)
Hering	20,8
Lachs	6,2
Ostsee-Hering	3,1
Steinbutt	2,8
Forelle	2,4
Zander	2,3
Brasse	2,1
Kabeljau	0,8

Tab. 16: EPA-Mengen in Fisch
(Quelle: Ernährungsmedizin, 5. Auflage 2017)

Nüsse und Saaten

Nüsse haben einen hohen Anteil an einfach und mehrfach ungesättigten Fettsäuren und sind damit sehr empfehlenswerte Lebensmittel. Nüsse bieten eine sehr gute Versorgung mit Vitamin B_1 (Thiamin), Calcium, Eisen, Zink und Selen an, und da die Gestaltung der Ernährungsweise bei Arthrose fleischarm gestaltet werden soll, sind damit Nüsse in einem täglichen Speiseplan empfohlen.

Die Deutsche Gesellschaft für Ernährung empfiehlt die Aufnahme von Nüssen und Ölsaaten, da diese zum einen eine gesundheitsfördernde Ernährung unterstützen und beim Thema Arthrose die wichtigen Omega-3-Fettsäuren liefern. Aber worin besteht der Unterschied zwischen Nüssen und Ölsaaten? Und was sind Schalenfrüchte?

„Echte Nüsse" sind Kerne von sogenannten Schließfrüchten, bei denen alle Schichten der Fruchtwand verholzt sind, wie zum Beispiel bei Haselnüssen, Maronen oder Macadamianüssen.

Als Schalenfrüchte wird Obst bezeichnet, dessen Fruchtkern von harten, holzigen Schalen umschlossen ist, somit essen wir nur die Kerne. Neben den echten Nüssen ist dies auch bei Walnüssen, Cashewnüssen, Mandeln, Pekannüssen und Paranüssen sowie Pistazien der Fall.

Mit Ölsaaten werden Pflanzensamen bezeichnet, die zur Gewinnung von Ölen dienen, dies sind etwa Sonnenblumenkerne oder Kürbiskerne, aber auch Mohn, Leinsamen, Sesam und Erdnüsse.

Nüsse können schnell ranzig werden oder schimmeln, daher sollten sie stets kühl, dunkel und trocken gelagert werden. Am besten ist es, Nüsse ungeschält in luftdurchlässigen Säcken zu lagern. Geöffnete Tüten mit Nüssen können in einem gut verschlossenen Gefäß bis zu vier Wochen aufbewahrt werden, im Gefrierfach bis zu einem Jahr. Gemahlene Nüsse sind durch ihre vergrößerte Oberfläche stärker Licht, Wärme und Sauerstoff ausgesetzt und können damit schneller verderben. Geöffnete Nüsse und Nussverpackungen sollten daher im Kühlschrank gelagert werden.

ERNÄHRUNGSFORM	BESCHREIBUNG
Pesco-vegetarisch	Verzicht auf Fleisch sowie alle daraus gewonnenen Produkte
Ovo-lakto-vegetarisch	Verzicht auf Fleisch, Fisch und andere Meerestiere sowie alle daraus gewonnenen Produkte
Lakto-vegetarisch	Verzicht auf Fleisch, Fisch und andere Meerestiere, Eier sowie alle daraus gewonnenen Produkte
Ovo-vegetarisch	Verzicht auf Fleisch, Fisch und andere Meerestiere, Milch und Milchprodukte sowie alle daraus gewonnenen Produkte
Vegan	Verzicht auf alle tierischen Lebensmittel, auch auf Honig

Tab. 17: Vegetarische Ernährungsformen

Vegetarische Ernährung

Es gibt sehr viele verschiedene Arten, sich vegetarisch zu ernähren. Allen gemeinsam ist der Verzicht auf Fleisch.

Empfohlen wird in der Ernährung bei Arthrose, den Fokus auf eine möglichst pflanzenbetonte und fleischarme Ernährungsweise zu legen. Wie genau dies dann definiert oder genannt wird, ist nicht entscheidend. Mit einer eingeschränkten Lebensmittelauswahl kann allerdings auch eine Einschränkung von Mikronährstoffen erfolgen, dies muss gesondert beachtet werden. Beispielsweise ist bei einer ovo-vegetarischen Ernährung auf die ausreichende Versorgung mit Calcium, Jod und Eisen zu achten.

Vegane Ernährung

Eine vegane Ernährung ist durch den ausschließlichen Verzehr von pflanzlichen Lebensmitteln definiert. Wenn Sie sich vegan ernähren, sollten Sie folgende Dinge beachten:

- Nehmen Sie dauerhaft ein Vitamin-B_{12}-Präparat ein und lassen Sie die Versorgung mit Vitamin B_{12} regelmäßig ärztlich überprüfen.
- Wählen Sie sehr gezielt nährstoffdichte Lebensmittel und angereicherte Lebensmittel aus, um die Nährstoffversorgung, insbesondere die Versorgung mit den kritischen Nährstoffen wie Vitamin B_{12}, Folsäure, Jod, Eisen, Calcium und Omega-3-Fettsäuren sicherzustellen.
- Lassen Sie gegebenenfalls die Versorgung mit weiteren kritischen Nährstoffen wie Zink, Selen und Vitamin B_2 regelmäßig ärztlich überprüfen. Bei einem festgestellten oder möglichen Nährstoffmangel sollten Sie sowohl die

Ernährung umstellen als auch den Mangel über Arzneimittel und nicht über Nahrungsergänzungsmittel ausgleichen, da die Nahrungsergänzungsmittel und angereicherten Lebensmittel keine klar definierten Mengen von Mikronährstoffen liefern.

→ Lassen Sie sich von einer qualifizierten Ernährungsfachkraft informieren und beraten.

Fermentierte Lebensmittel

Als Besonderheit der pflanzenbetonten Ernährung ist die Fermentation ein sehr altes, aber dennoch oft unbekanntes Verfahren, um Lebensmittel im Sinne der Nährstofferhaltung aufzuwerten. Während des Fermentationsprozesses verändert sich der ernährungsphysiologische Wert eines Lebensmittels. Infolge einer erwünschten milchsauren Vergärung wird ein Lebensmittel haltbar gemacht, wobei sich Konsistenz, Sensorik, Geschmack und Geruch verändern. Dieser aus Gründen der ständigen Verfügbarkeit von Lebensmitteln in Vergessenheit geratene Prozess zerstört sehr viel weniger Vitamine als die Haltbarmachung durch beispielsweise Erhitzen. Neben den bekannten fermentierten Lebensmitteln wie Sauerkraut oder Kimchi können Gemüse, Fisch, Fleisch, Hülsenfrüchte und auch Getreide fermentiert werden. Während des Fermentationsprozesses sorgen Milchsäurebakterien für eine Verminderung des pH-Werts ins Saure sowie für den Abbau von Kohlenhydraten. Somit können fermentierte Lebensmittel wie Joghurt manchmal besser vertragen werden und dadurch zu einer Stabilisierung der Darmflora und zur verbesserten Zufuhr und Aufnahme von Calcium beitragen. Zusätzlich kann der Gehalt an Folsäure oder Vitamin B_6 sogar gesteigert werden, abhängig vom Lebensmittel.

Den in den fermentierten Lebensmitteln enthaltenen Bakterienstämmen werden zahlreiche gesundheitsförderliche Wirkungen zugesprochen, die teilweise auch wissenschaftlich belegt werden konnten. Auch wenn viele Wirkmechanismen noch weiterhin erforscht werden müssen, steht eine Minimierung krank machender Bakterien im Darm und damit die Stabilisierung des Immunsystems durch fermentierte Lebensmittel fest. Die Vielfältigkeit der Darmflora kann gesteigert werden.

Ein direkter Effekt auf die Symptomlinderung einer Arthrose kann aktuell noch nicht belegt werden, aber positive Einflüsse auf Entzündungszeichen im Körper wurden bestätigt.

Folgende Lebensmittel können Einfluss nehmen: Joghurt, Kefir, Ayran, Lassi, Quark, Skyr, körniger Frischkäse, milchsaure Gurken (ohne Essig in der Zutatenliste), Sauerkraut, milchsauer eingelegtes Gemüse (Rote

Bete, Möhren, grüne Bohnen, Kürbis, Zucchini ...) Sauerteigbrot, Kimchi, Sojasauce, selbst hergestellte fermentierte Lebensmittel.

Der Einfluss des Serotoninspiegels bei Arthrose

Es ist bekannt, dass der Serotoninstoffwechsel eine zentrale Rolle bei Gelenkschmerzen einnimmt und damit in der Ernährungstherapie auch eine wichtige Rolle erhalten sollte. Je niedriger der Serotoninspiegel im Gehirn ist, desto höher wird die Schmerzempfindlichkeit sein. Die Zufuhr der Aminosäure Tryptophan, zusammen mit einer ausreichenden Zufuhr an Kohlenhydraten und einer mäßigen Eiweißaufnahme, ist für eine entsprechend hohe Serotoninproduktion bedeutend. Tryptophan ist eine lebensnotwendige Aminosäure, die der Körper nicht selbst herstellen kann und die Vorstufe von Serotonin.

Mit einer ausreichenden Kohlenhydrataufnahme passiert Tryptophan leichter die sogenannte Blut-Hirn-Schranke, da sie zusammen mit anderen ähnlichen Aminosäuren gleichzeitig transportiert werden kann. Durch die Kohlenhydrataufnahme kann eine gesteigerte Insulinfreisetzung die Aufnahme dieser Aminosäuren in die Muskulatur fördern, weil eine geringere konkurrierende Konzentration mit anderen Aminosäuren erfolgt.

Auch Fett begünstigt die Serotoninsynthese. Die nach dem Essen anflutenden Fettsäuren verdrängen Tryptophan aus seiner Eiweißverbindung, sodass im Gehirn vermehrt Tryptophan für die Verstoffwechselung von Serotonin zur Verfügung steht. Auch ist seit vielen Jahrhunderten bekannt, dass Fasten einen wesentlichen Einfluss auf den Serotoninstoffwechsel hat und gleichzeitig auch die Stimmung, Psyche und Hungergefühle mit beeinflusst. Mehr dazu im folgenden Abschnitt „Fasten".

Tryptophanreiche Lebensmittel sind Getreide, Bananen, Hülsenfrüchte, Nüsse und Milchprodukte. Diese Grundnahrungsmittel sind gleichzeitig arachidonsäurefrei oder zumindest -arm.

Fasten bei Arthrose

Weltweit wurde der Effekt des Fastens auf chronische Polyarthritis und als Begleittherapie bei Arthrosen sehr gegensätzlich diskutiert. In einer schwedischen Studie konnte gezeigt werden, dass typische Symptome wie Schmerz, Schwellung und Morgensteifigkeit durch Fasten vermindert werden können.

Dabei können zwei alltagstaugliche Varianten empfohlen werden: Zum einen das

16/8-Fasten, also acht Stunden Essen und 16 Stunden Pause oder als Alternative das 5/2-Fasten, das heißt, an zwei aufeinanderfolgenden Tagen in der Woche maximal 800 Kalorien täglich aufzunehmen.

Anhaltende ärztlich begleitete Heil- und Fastenkuren können nachgewiesen die Beweglichkeit verbessern und den Verbrauch von Schmerzmitteln bei Arthrosepatienten reduzieren, bis zu drei Monate nach Beendigung des Heilfastens. Diese spürbaren Verbesserungen erhöhen zusätzlich die Wahrscheinlichkeit, dass nach dem Heilfasten verbesserte Essgewohnheiten langfristiger umgesetzt werden. Auch die Deutsche Gesellschaft für Heilfasten plädiert genauso wie die Deutsche Gesellschaft für Ernährung für Heilfasten mit klaren Vorteilen und Auswirkungen bei metabolischen, sowie chronisch-entzündlichen und chronischen Schmerzsyndrom-Erkrankungen.

Ungeeignet sind Fastentherapien für Menschen mit Essstörungen, Schilddrüsenerkrankungen mit deutlichen Symptomen, Demenz, fortgeschrittenen Leber- und Niereninsuffizienzen und für Frauen in Schwangerschaft und Stillzeit.

Das 16/8-Fasten

Beim 16/8-Fasten beschränkt man das Essen auf acht Stunden täglich. Gegessen wird dann zum Beispiel zwischen 9 und 17 Uhr. Anschließend folgen 16 Stunden, in denen Sie nichts essen, das Fasten. Damit fällt ein Großteil dieser Fastenzeit in die „Schlafenszeit" und ein Verzicht fällt nicht so schwer. In den acht Stunden „Essenszeit" darf ganz normal gegessen werden, allerdings sollten Sie sich hier trotzdem an die 10 Regeln der gesunden Ernährung halten (→ Seite 61). Viel Fettiges oder zuckerhaltige Speisen sollten Sie weiterhin meiden.

Die 5/2-Variante

Beim 5/2-Fasten dürfen Sie an fünf Tagen in der Woche normal – nach den 10 Regeln der DGE – essen und an zwei Tagen ist die Nahrungszufuhr reduziert. Hier sind dann 500 bis 800 Kilokalorien am Tag erlaubt, die vorzugsweise in Form von Gemüse, Obst, eiweißhaltigen Lebensmitteln und gesunden Fetten verzehrt werden sollten.

Wichtig bei jedem Fasten ist ausreichendes Trinken. Trinken von energiefreien Getränken! Zuckerhaltige, fetthaltige oder alkoholhaltige Getränke sollten gemieden werden!

Glutenfreie Ernährung bei Arthrose

Zum aktuellen Zeitpunkt wird die gesteigerte Aufnahme von Gluten in Bezug auf Entzündungsprozesse im Körper diskutiert. Dabei spielen Menge und Zusammensetzung des aufgenommenen Glutens (Klebereiweiß in einheimischen Getreidesorten wie Weizen, Roggen, Dinkel, Grünkern, Gerste, Trítical und verwandte Getreidearten wie Emmer, Einkorn und Kamut) scheinbar eine große Rolle. Stark verarbeitete Weißmehlprodukte werden in der Lebensmittelindustrie zügiger verarbeitet als noch vor einigen Jahren. Dass ein Verzicht auf Gluten oder eine zeitbedingte Karenz Einflüsse auf eine Arthrose nimmt, konnte derzeit noch nicht wissenschaftlich belegt nachgewiesen werden. Es gibt allerdings gute wissenschaftliche Daten auf den Einfluss von Entzündungsprozessen durch Gluten, daher ist der Einfluss auch bei Arthrose oder der rheumatoiden Arthritis denkbar und kann in einigen Studien auch bereits bestätigt werden.

Damit können Sie sich bereits folgende Empfehlungen ableiten, Sie sollten

- drei Portionen Vollkornbrot/Getreide am Tag nicht überschreiten,
- keine stark verarbeiteten Getreide- oder Fertigprodukte verwenden,
- zur Abwechslung glutenfrei mit Hirse, Buchweizen, Reis, Mais, Quinoa, Amaranth oder Soja essen.

Vitamin D

Vitamin D greift in den Knorpel- und Knochenstoffwechsel ein und damit scheint es logisch, dass eine gesteigerte Vitaminaufnahme bei Arthrose förderlich sein könnte. Jedoch geben aktuelle Daten bei bereits diagnostizierter Arthrose keinen signifikanten Effekt dieser Vitaminergänzung her.

Wichtig zu wissen ist jedoch, dass Menschen mit einer dauerhaft guten Vitamin-D-Versorgung seltener an einer Knie- oder Hüftarthrose erkranken.

Vitamin D bildet Ihr Körper ganz natürlich über Sonnenstrahlen auf Ihrer Haut, bei 20 Minuten Sonne auf 25 Prozent nackter Haut decken Sie circa 80 Prozent Ihres Tagesbedarfs. In sonnenärmeren Monaten von Oktober bis Mai ist die Versorgung viel geringer. Daraus ergeben sich die Empfehlungen zur Ergänzung. Dies sollte immer in Rücksprache mit Ihrem behandelnden Arzt erfolgen und im optimalen Fall auch durch regelmäßige Blutuntersuchungen kontrolliert werden. Bei nachgewiesenen erheblichen Mangelzuständen kann eine zeitlich begrenzte höher dosierte Einnahme sinnvoll sein.

Vitamin D wird oft in IE (internationale Einheiten) oder in Mikrogramm (µg) angegeben, für Lebensmittel wie NEM ist die Angabe in Mikrogramm vorgeschrieben. IE dürfen nur ergänzend verwendet werden. Ein Mikrogramm entspricht 40 IE, 1 IE entspricht 0,025 Mikrogramm. Die Deutsche Gesellschaft für Ernährung veröffentlicht die in der folgenden Tabelle aufgelisteten Schätzwerte für eine empfohlene Zufuhr.

ALTER	VITAMIN D (BEI FEHLENDER KÖRPEREIGENER VITAMIN-D-HERSTELLUNG (µG/TAG)
Säuglinge (0 bis unter 12 Monate)	10
Kinder (1 bis unter 15 Jahre)	20
Jugendliche und Erwachsene (15 bis unter 65 Jahre)	20
Erwachsene (ab 65 Jahre)	20
Schwangere	20
Stillende	20

Tab. 18: Ihre Vitamin-D-Zufuhrempfehlung (Schätzwerte, Quelle: DGE)

Vitamin D in der Nahrung finden Sie vor allem in tierischen Lebensmitteln. Die Verwertung von Vitamin D aus tierischen Lebensmitteln ist besser als aus pflanzlichen, trotzdem wird eine Kombination aus beiden Bereichen empfohlen.

- → Pflanzliche Quellen sind: Avocado, Pfifferling, Champignon, Pflanzenmargarine
- → Tierische Quellen sind: Lachs, Butter, Ei, Garnelen, Gouda

NAHRUNGSMITTEL	MIKROGRAMM (µG)	IE
Matjeshering	27	1.080
Räucheraal	21	840
Lachs	16	640
Sardine	11	440
Kalbfleisch	3,8	152
Hühnerei	2,9	116
Champignons	1,9	76
Butter	1,2	48
Emmentaler	1,1	44
Speisequark, 40 % Fett i.Tr.	0,19	8
Vollmilch 3,5 % Fett	0,088	4

Tab. 19: Vitamin-D_3-Gehalt von Lebensmitteln pro 100 g (Quelle: VFEDaktuell PLUS 2023)

GUT ZU WISSEN

Ungefähr 60 Prozent der deutschen Bevölkerung weisen eine Unterversorgung mit Vitamin D auf und haben damit einen zusätzlichen Risikofaktor für eine Arthrose. Durchschnittlich werden in Deutschland mit normalen Essgewohnheiten nur zwei bis vier Mikrogramm Vitamin D täglich aufgenommen. Die restliche benötigte Menge muss in der Haut mithilfe von Sonnenlicht produziert werden.

Calciumaufnahme bei Arthrose

Ergänzend zu Vitamin D sollten Patienten mit Arthrose auf eine ausreichende Calciumaufnahme achten. Auch wenn kein eindeutiger Effekt auf Gelenkbeschwerden besteht, so gehört Calcium mit zu den wichtigsten strukturellen Bestandteilen der Knochen. Und bei einer Arthrose sind Knochen in Gelenknähe sehr häufig betroffen. Wird zu wenig Calcium aufgenommen, erfolgt dies zulasten der Knochenstabilität.

Unser Knochengerüst enthält 99 Prozent des gesamten Calciums im Körper. Das in die Knochen eingebaute Calcium dient als Speicher, um den Calciumspiegel im Blut aufrechtzuerhalten. Außer als Baustein für den Knochen wird es für die Kontraktion der Muskeln gebraucht. Calcium wird im Dünndarm aufgenommen und dann durch Vitamin D reguliert und verstoffwechselt. Menschen mit guter Vitamin-D-Versorgung können daher mehr Calcium aufnehmen.

Während der ersten zwei Lebensdekaden ist der Bedarf an Calcium wegen der körperlichen Entwicklung (Längen- und damit Knochenwachstum) deutlich erhöht. Auch Schwangere und Stillende haben einen erhöhten Bedarf, um die Skelettbildung ihres Kindes sicherzustellen. Ab dem 30. Lebensjahr nimmt die Aufbaurate an Knochensubstanz relativ gesehen ab. Damit steigt das Risiko bei einer Unterversorgung mit Vitamin D, dass sich die Knochendichte verringert.

Die Deutsche Gesellschaft für Ernährung empfiehlt eine tägliche Aufnahme von 1000 Milligramm Calcium am Tag aus allen Quellen von Lebensmitteln inklusive Nahrungsergänzungsmitteln und Getränken.

ALTERSSTUFEN	TAGESBEDARF IN MG
0–6 Jahre	600
4–10 Jahre	700–900
10–19 Jahre	1100–1200
Erwachsene	1000
Schwangere/Stillende	1200

Tab. 20: Altersstufenabhängige Tagesempfehlungen für die Calciumaufnahme (Quelle: DGE)

Zu den größten Calciumlieferanten zählen Milch- und Milchprodukte. Milch und Joghurt haben etwa 120 Milligramm Calcium, Käse 400 bis 900 Milligramm und calciumreiche Gemüsesorten wie Brokkoli, Grünkohl und Rucola mehr als 80 Milligramm auf 100 Gramm Lebensmittel.

Für eine ausreichende Calciumversorgung eignen sich calciumreiche Mineralwässer. Ein Mineralwasser darf dann als calciumhaltig definiert werden, wenn über 150 Milligramm Calcium pro einem Liter enthalten sind. Wenn keine Milchprodukte verzehrt werden, sollte ein Mineralwasser mit mehr als 400 Milligramm Calcium pro Liter bevorzugt werden. Eine Calciumzufuhr mittels Tabletten kann aber, wenn sie über 500 mg/Tag dosiert ist, Nierensteine und Gefäßverkalkungen nach sich ziehen.

GEMÜSE, NÜSSE, SAMEN	MILCHPRODUKTE
Brokkoli	Magerquark
Fenchel	Joghurt
Weiße Bohnen	Kefir
Spinat	Mozzarella
Kichererbsen	Schafskäse
Petersilie	Buttermilch
Rucola	Camembert
getrocknete Feigen	Vollmilch
Sojabohnen	Ziegenkäse
Grünkohl	Edamer
Haselnüsse	Gouda
Gartenkresse	Parmesan
Mandeln	Emmentaler
Chiasamen	
Brennnessel	
Sesam	
Mohn	

Tab. 21: Calciumreiche Lebensmittel (Quelle: nach VFEDaktuell PLUS 2023)

Nahrungsergänzungsmittel bei Arthrose

Der Bereich der Nahrungsergänzungsmittel (NEM) bei Arthrose ist groß und umfasst neben Hagebuttenpulver auch Glucosamine/Chondroitin, Grünlippmuschel, Kurkuma, Weihrauch bis hin zu Haifischknorpel und vielem mehr.

Nahrungsergänzungsmittel fallen in die Gruppe der Lebensmittel und sind keine Arzneimittel. Dementsprechend bestehen für sie keine Wirksamkeitsnachweise und sie dürfen daher auch nicht mit Aussagen, die sich auf die Beseitigung, Linderung oder Verhütung von Krankheiten beziehen, beworben werden. Die Einnahme von Nahrungsergänzungsmitteln sollte unbedingt mit einem Arzt besprochen werden, um mögliche Wechselwirkungen beurteilen zu können. Sprechen Sie das Thema ruhig auch von sich aus aktiv an.

GUT ZU WISSEN

Nahrungsergänzungsmittel

Die Arthrose gehört zu den Erkrankungen, bei denen alle möglichen „Wundermittel“ empfohlen werden. Problematisch ist stets, dass diese Nahrungsergänzungsmittel, bevor sie auf den Markt kommen, keiner Kontrolle unterliegen (danach bei Stichproben u.U. schon) und eventuelle gesundheitsfördernde Substanzen nicht klar in ihrer Menge ausgewiesen sind.
Die meisten dieser Lebensmittel sind in kleiner Menge ungefährlich, dennoch sollten Sie sich umfassend informieren, zum Beispiel auf der Website:
www.klartext-nahrungsergaenzung.de

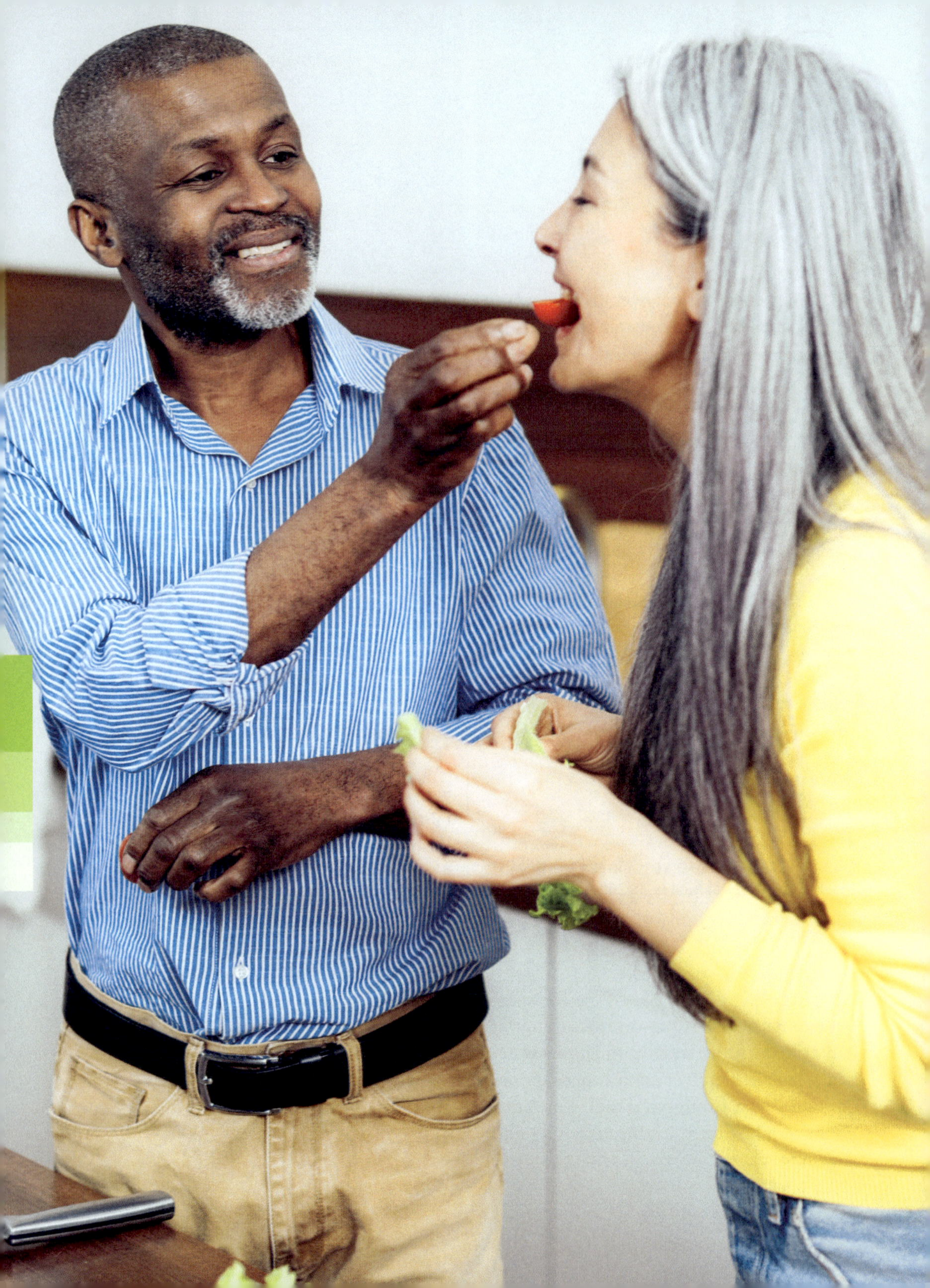

Genussvoll leben

Genuss und Genießen gehören einfach zu einem guten Leben! Daher sollten Sie trotz aller Ratschläge, Tipps und Hinweise den Genuss nie aus den Augen verlieren, eher noch, sich mehr darauf konzentrieren. Und, ganz wichtig: Genießen können Sie nicht nur beim Essen und Trinken, sondern genauso auch Ihre Unternehmungen, Ihr soziales Umfeld und kulturelle Erlebnisse. Es gibt außerdem viele Möglichkeiten, die Zeit, die Sie für körperliche Fitness und zur Entspannung aufwenden, genussvoll zu gestalten.

Wer entspannt das Leben genießen kann, der erlebt weniger Stress und ist dadurch gesünder. Was ist aber Genuss? Zuerst einmal ist das Genießen immer mit Sinneserlebnissen verbunden. Und diese werden von der Fähigkeit des Schmeckens, Riechens, Sehens, Hörens und Tastens getragen. Meist sind es Lebensmittel, Speisen und Getränke und Geschmacks- und Geruchserlebnisse, die uns dazu zuerst einfallen. Ein kulturelles Erlebnis ist oftmals einprägsamer, wenn kulinarische Erinnerungen daran geknüpft sind, ein soziales Umfeld bedeutet meist auch gemeinsame Essen mit wohltuenden und festlichen Speisen, Getränken und Gerüchen zu besonderen Anlässen.

Lebensmittel genießen

In der heutigen Konsumgesellschaft gilt meist der Grundsatz „Je mehr, desto besser" und „immer alles verfügbar haben". Nicht aber bei dem Thema Genießen.

Wann schmecken Ihnen Erdbeeren am besten? Im Winter?

Wann haben Sie Appetit auf Plätzchen, Vanillekipferl, Lebkuchen? Im Sommer?

Psychologisch führt eine teilweise Enthaltsamkeit zu einem höheren Genusserlebnis. Es steigert sich die Freude aufs Erleben, wenn ein maßvoller Umgang mit einem begehrten Lebensmittel und ein zeitlich begrenzter Verzicht auf ein „Genussobjekt" besteht.

Zwei Einflussfaktoren sind bei genussvollem Essen und Trinken zu überdenken: Zum einen ist es das **Verhalten der genießenden Person**, zum anderen sind es die **Eigenschaften des Genussobjekts.** Oft ist die Substanzeigenschaft eines Genussobjekts, beispielsweise einer Banane, mit Erfahrungen und Erwartungen verbunden und das Lebensmittel wird entsprechend bewertet, hier die Banane als nahrhaft und süß. Oft spielen Werbespots und andere äußere Einflüsse eine entscheidende Rolle bei der Auswahl des Genussobjekts, zum Beispiel bei der Entscheidung, ob Sie lieber die Banane oder doch den Schokoriegel essen, weil sie sich von ihm mehr Genuss versprechen. Es gilt, diese Einflussfaktoren für sich selbst zu erkennen.

Denken Sie an einen Stadtbummel und Sie laufen an einem Bratwurststand vorbei oder Sie machen einen sommerlichen Spaziergang und im Park ist ein mobiler Eisstand aufgebaut. Haben Sie jetzt Hunger? Haben Sie jetzt Appetit? Was regt Sie an, sich eine „Leckerei" zu „gönnen". Ist es Genuss? Genuss ist erlernbar. Dabei ist oft das Entdecken der Sinne eine zentrale Aufgabe. Ihre Sinne müssen einzeln und nacheinander auf zum Beispiel ein Lebensmittel ausgerichtet sein.

Mit den folgenden Fragen können Sie ausprobieren, welche Genussfülle und -vielfalt Ihnen zum Beispiel ein einfacher Apfel bieten kann:

CHECKLISTE

- Wie sieht das Genussobjekt aus?
- Welche Farbe, welche Form, in welcher Art und Weise wird es präsentiert oder angeboten?
- Wie riecht das Genussobjekt?
- Gibt es einzelne Duftkomponenten?
- An was erinnern Sie die Düfte?
- Wie ist das Mundgefühl?
- Wie ist die Textur des Genussobjekts?
- Wie schmeckt es?
- Schmecke ich unterschiedliche Komponenten?
- Erkenne ich Geschmäcker wieder?
- Werden die Geschmäcker unterschiedlich in verschiedenen Mundbereichen geschmeckt?

Genuss braucht immer Zeit, nehmen Sie sie sich! Denn all die Überlegungen, Gedanken und Eindrücke beim Essen und auch Trinken müssen verarbeitet und identifiziert

werden, damit Sie am Ende etwas erleben, also Assoziationen bekommen.
Die eben beschriebenen Genussmomente nehmen Sie besonders gut wahr, wenn Sie sich auf den Genuss, sprich das Essen konzentrieren können. Sprechen Sie daher am Tisch möglichst oft über Geruch, Geschmack und Aussehen des Essens. Und auch sehr wichtig: Lassen Sie sich nicht unnötig ablenken, durch Lesen, Fernsehen, Handy oder Radio.

Bewegung und Sport als Mehrwert erleben

Körperliche Aktivität besitzt einen zentralen Stellenwert sowohl in der Prävention wie auch in der Therapie der Arthrose. Als „Mindestdosis" von körperlicher Aktivität empfiehlt die WHO (Welt-Gesundheitsorganisation) wöchentlich 150 Minuten moderat-intensive Ausdauerbelastung oder wöchentlich 75 Minuten intensive Belastung. In Deutschland erreichen allerdings nur etwa ein Viertel der Männer und ein Fünftel der Frauen diesen Empfehlungsumfang. Neben einer regelmäßigen körperlichen Aktivität ist aber eine gute körperliche Fitness ebenfalls von zentraler Bedeutung.

Sitzen ist das neue Rauchen!

Viele Menschen, sowohl Männer als auch Frauen, verbringen ein Drittel des Tages im Sitzen. Von daher sollten Sie sich um einen Ausgleich bemühen. Und die Mühe lohnt sich: Je mehr Bewegung Sie haben, desto besser wird es Ihnen gehen. Das trifft nicht immer und auf alle zu, aber regelmäßige Bewegung ist entscheidend, um Symptome zu lindern und ein Fortschreiten Ihrer Arthrose zu verhindern. Jeder Gelenkknorpel benötigt schließlich in ausreichendem Maß Be- und Entlastung, um mit der wichtigen Gelenkflüssigkeit versorgt werden zu können. Eine Schonung des betroffenen Gelenks wird nicht empfohlen, es gilt vielmehr „viel bewegen, wenig belasten".

Bewegung stärkt nicht nur den Knochen, sondern auch Muskeln und Gelenke. Für körperliches Training ist niemand zu alt. Jeder kann individuell angepasste Übungen durchführen, sie sollten regelmäßig und täglich erfolgen.

Stellen Sie sich Ihren Knorpel wie einen Schwamm vor. Wie Sie schon wissen, befindet sich der Knorpel zwischen den Gelenkflächen. Bei jeder Bewegung des Gelenks wird der Schwamm ausgepresst und bei der folgenden Entlastung wird wieder wichtige und nährstoffreiche Gelenkflüssigkeit aufgenommen. Somit können alle notwendigen Stoffe an die Stellen im Gelenk befördert werden, wo Sie benötigt werden. Zusätzlich

können nicht benötigte Abbauprodukte aus dem Knorpel gelangen. Ohne Bewegung werden Sie keine optimale Versorgung des Gelenkknorpels erreichen!
Das Ziel lautet: zwei- bis dreimal wöchentlich 30 bis 40 Minuten Bewegung, möglichst an der frischen Luft. So können Sie auch gleichzeitig etwas für die Vitamin-D-Aufnahme tun.

Studien haben gezeigt, dass Sie die beste Motivation entwickeln, wenn Sie **jede** der folgenden Informationsvermittlungen nutzen. Sie können

→ sich Übungen visuell demonstrieren lassen,
→ schriftliches Informationsmaterial nutzen und
→ sich physiotherapeutisch in Übungen einführen und ausführlich über Arthrose schulen lassen.

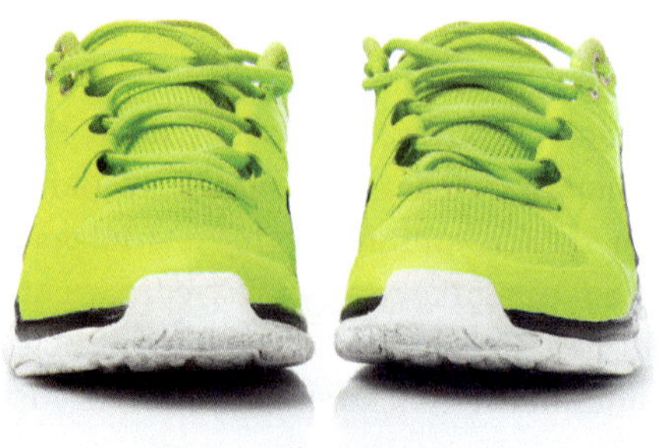

BEISPIEL

Tipps für mehr Bewegung im Alltag

- „Bewegtes Zähneputzen" mit Schulter- oder Fußkreisen und Knieheben.
- Nutzen Sie Wartezeiten als Mobilisationszeiten, egal ob Telefonwarteschleife oder Bushaltestelle.
- Steigen Sie eher aus Bus oder Bahn aus und gehen Sie einige Haltestellen zu Fuß.
- Feste Verabredungen zur Bewegung schaffen Motivation.
- Kurze Gehstrecken, statt frustrierender Parkplatzsuche.
- Immer wenn Sie sitzen, halten Sie die Füße aktiv, zum Beispiel heben Sie Zehen und Fersen abwechselnd an.

Welcher Sport ist der Richtige für mich?

Neben mehr Alltagsbewegung ist es auch wichtig, dass Sie wissen, welche Sportarten sich für betroffene Gelenke eignen und welche nicht. Sicher haben Sie bereits Erfahrung mit Sport und Bewegung, daher wissen Sie, was Ihnen Spaß macht und was nicht. Dieses Wissen ist wichtig, um mehr Bewegung und gezielte Übungen langfristig in Ihr Leben zu integrieren.

CHECKLISTE

Checkliste: Sportartencheck

Schauen Sie doch mal, was Sie mögen oder vielleicht noch gar nicht kennen.

Sportart	mag ich	mag ich nicht	möchte ich mal ausprobieren
Yoga			
Handball			
Tennis			
Tischtennis			
Nordic Walking			
Wandern			
Schwimmen			
Zumba			
Aquafit			
Fußball			
Chi Gong			
Radfahren			
Step Aerobic			
Tai Chi			
Rudergerät			
Crosstrainer			
Schlingentraining			
Skilanglauf			

Die „High-Impact-Sportarten" bezeichnet man als stark belastende Sportarten. Hierzu zählen Kontaktsportarten und solche mit merklichen Stoßbelastungen und schnellen Richtungswechseln, es sind oftmals Teamsportarten. Gerade diese lassen sich – in einer moderaten Intensität – auch bei Arthrose ausüben, und sie sind auch empfehlenswert, weil sie zu einer höheren Knochendichte beitragen können. Wollen Sie eine dieser Sportarten testen oder weiterführen, ist allerdings eine ärztliche Rücksprache zwingend empfohlen. Low-Impact-Sportarten können aufgrund der geringeren Belastung für die Gelenke regelmäßiger ausgeübt werden. Die Mischung macht es!

Betreiben Sie bereits intensiven Sport, ist es umso wichtiger, die von Arthrose betroffenen Gelenke gezielt zu unterstützen.

Low-Impact-Sportarten sind zum Beispiel: Yoga, Nordic Walking, Schwimmen, Step-Aerobic, Aquafit, Chi Gong, Radfahren, Tai Chi, Rudergerät, Crosstrainer, Schlingentraining, Freizeit-Wandern, Skilanglauf (verglichen zu Abfahrtski)

High-Impact-Sportarten sind zum Beispiel: Handball, Tennis, Tischtennis, Zumba, Fußball, Langstreckenlauf (über 65 Jahre), Hochalpinwandern

Ausgleichssport bei Belastungen im Berufsalltag:

Die wichtigste Maßnahme gegen den „berufsbedingten Verschleiß", egal ob Sie am Schreibtisch arbeiten oder Fliesen legen, ist der muskuläre Ausgleich einseitiger körperlicher Belastung. Selbstverständlich können Sie Ihre Links- oder Rechtshänderdominanz nicht einfach ändern, aber Sie können eine einseitige Belastung kompensieren. Das gelingt Ihnen durch regelmäßiges Training. Dabei sollten stark belastete Gelenke muskulär gut unterstützt werden. Um dann Dysbalance und Fehlbelastungen zu vermeiden, wird ein ganzheitliches Training empfohlen. Abzugrenzen sind dabei Arbeitsbereiche mit einem besonders hohen Risiko durch beispielsweise Arbeiten an Geräten mit Vibrationen oder hoher Schlagkraft. Bestehen gesundheitliche Beschwerden oder wurden arthritische Veränderungen diagnostiziert, sollten Sie dies mit Ihrem Arbeitgeber besprechen.

GUT ZU WISSEN

Propriozeptives Training

Steigern Sie durch die Kombination gezielter Kräftigungsübungen, regelmäßiger Beweglichkeitsübungen und Balance- und Konzentrationsübungen die Tiefenwahrnehmung in Ihren Gelenken. Das Fachwort dafür lautet **propriozeptives Training.** Es hilft Ihnen, Muskeln konkret ansteuern und besser spüren zu können und somit das Gelenk bestmöglich zu stabilisieren. Probieren Sie dies einfach mal aus und sprechen Sie Ihre mitbehandelnden Fachkräfte darauf an!

Fazit:

Schaffen Sie sich Zeiträume für Bewegung, suchen Sie etwas aus, das Ihnen Freude macht, sodass Sie die Zeit genießen können, und profitieren Sie dabei auch von der Gemeinschaft. Regelmäßigkeiten sind ebenso wichtig wie Spaß und Regenerationsphasen.

ACHTUNG

Sporttherapie immer ärztlich abklären lassen!

Bewegung im Sinne einer Sporttherapie sollte vor Beginn immer ärztlich abgeklärt werden. Denn bei Menschen mit Arthrose kann eine zusätzliche Instabilität des Bewegungsapparats inklusive einhergehender Ent- oder Teilbelastung gegeben sein. Deshalb muss die Sporttherapie gegebenenfalls individuell angepasst werden. Ebenso ist dies bei bereits vorhandenem Gelenkersatz, bei nachgewiesenen Anzeichen einer Prothesenlockerung, Gelenkinfektion oder Gelenkluxation notwendig. Grundsätzlich muss auch bei anderen Nebenerkrankungen, die mit verminderter Belastungsfähigkeit einhergehen können wie beispielsweise Herz-Kreislauf-Erkrankungen oder medikamentös behandelte Diabetes, eine ärztliche Abklärung erfolgen.

Mit Entspannung und Schlaf Stress ausgleichen

Stress macht krank! Das liest man ständig, aber wirkt sich Stress auch verschlimmernd auf das Fortschreiten einer Arthrose aus? Wenn Sie sich gestresst fühlen, schüttet Ihr Hypothalamus als zentrale Schaltstelle im Gehirn bestimmte Hormone aus, um die Ausnahmesituation zu meistern. Jedes dieser Hormone hat eine besondere Funktion:

Cortisol sorgt durch den Anstieg des Fett- und Blutzuckerspiegels dafür, dass unser Gehirn unter Anspannung trotzdem versorgt wird.

Adrenalin mobilisiert Energiereserven und lässt den Blutdruck ansteigen, um eine hohe Leistungsbereitschaft zu gewährleisten.

Noradrenalin sorgt in Stresssituationen für Aufmerksamkeit, Wachheit und Konzentration.

Alle drei, Cortisol, Adrenalin und Noradrenalin spielen dabei entscheidende Rollen. In akuten Stresssituationen ist das super, um richtig reagieren zu können. Besteht jedoch dauerhaft eine Stresssituation, also ständige Anspannung ohne Entspannung, wirkt sich der Hormoncocktail negativ auf Immunabwehr und Verdauung aus. Ist diese Stressbelastung chronisch, kann die Immunabwehr nicht dauerhaft hochgehalten werden.

Zur vereinfachten Erklärung: Menschen, die im Alltag täglich beruflichem Stress ausgesetzt sind, werden im Urlaub beziehungsweise in arbeitsfreien Zeiträumen häufiger krank als Menschen, die im beruflichen Alltag weniger Stress wahrnehmen.

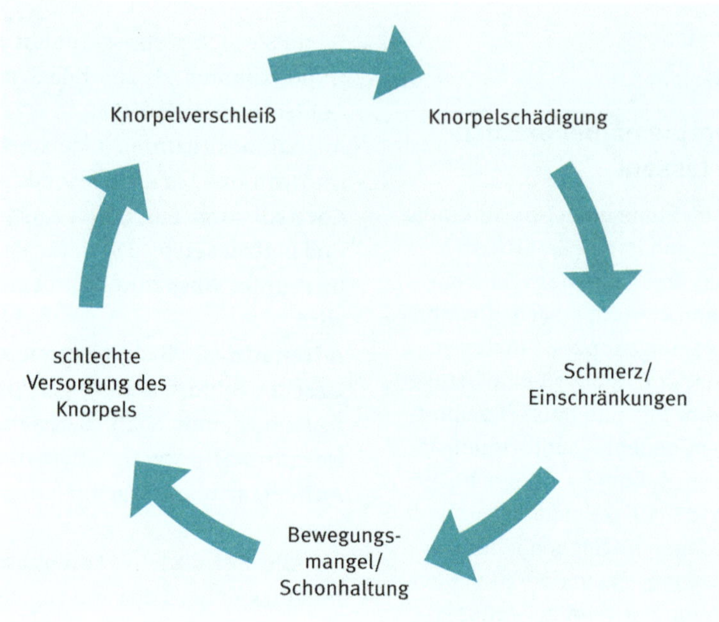

Ist also Ihr Cortisolspiegel dauerhaft hoch, führt dies auf lange Sicht zu einer geschwächten Immunreaktion. Das heißt auch, dass Entzündungsvorgänge nicht so effektiv abgeschwächt werden wie bei weniger gestressten Menschen. Für Arthrosepatienten kann dies eine gesteigerte Beschwerdesymptomatik bedeuten und damit Ihre Arthroseerkrankung weiter negativ beeinflussen.

In fortgeschrittenen Arthrosestadien ist der Schmerz als Stressauslöser deutlich präsent, zusätzlich fallen Bewegung und Sport als Gegenspieler der negativen Stresshormone zunehmend weg. Dies wird es Ihnen als Betroffene zunehmend schwer machen, das Fortschreiten der Arthrose zu verlangsamen und zu verarbeiten. Leicht gesagt: Je mehr Stress besteht, desto besser müssen Sie Ihren Körper „pflegen" und auf sich achten. Hier kommt auch die Genussfrage ins Spiel, denn wer mehr Stress hat, genießt auch weniger.

Doch wie schaffen Sie es, aus dieser Lage auszubrechen, wenn Ihr Körper bei selteneren Erholungsphasen und weniger Fürsorge noch leistungsfähiger sein soll?

Hilfreich sind verschiedene Maßnahmen, die für mehr Entspannung im Alltag sorgen:

- Ausreichend Schlaf: Wer erholsam und ausreichend schläft, ist leistungsbereiter und schmerzbefreiter.
- So viel Bewegung und Sport wie möglich: Wer sich bewusst bewegt, schläft besser.
- Progressive Muskelentspannung: Wer seine Muskeln bewusst an- und entspannen kann, unterstützt die Gelenke.
- Geführte Fantasiereisen, beispielsweise als Hörbuch, für bewusste Entspannung von Körper und Gedanken: Wer Gedankenkreisen unterbrechen kann, reduziert Stress.

→ TIPP Übungspraxis planen

Planen Sie eine Umsetzungsidee nach der anderen. Legen Sie beispielsweise bestimmte Wochentage fest, an denen Sie progressive Muskelentspannung im Bett vor dem Einschlafen üben.

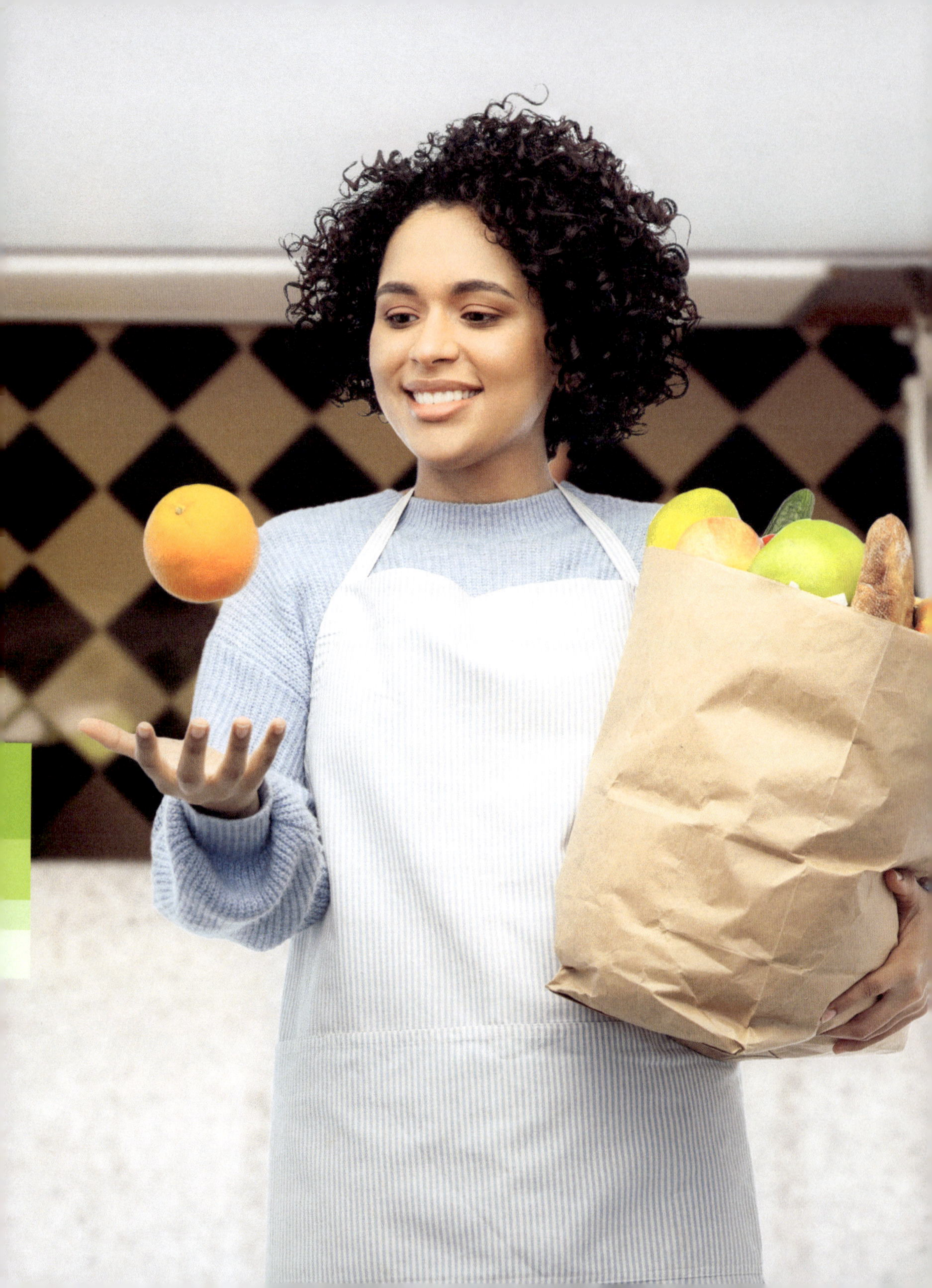

Den ersten Schritt machen: Motivation für neue Essgewohnheiten finden

Wenn Sie Ihre Essgewohnheiten ändern wollen, gibt es kein allgemeines Patentrezept dafür. Ernährung ist immer individuell und situationsgebunden zu betrachten, sodass die Diätpläne Ihrer Freunde oder Nachbarinnen nicht für Ihren persönlichen Alltag geeignet sein werden. In diesem Kapitel erfahren Sie, wie Sie Ihre Ernährungsgewohnheiten genauer unter die Lupe nehmen und erste optimierende Veränderungen in Gang setzen können.

Die entscheidende Rolle in Ihrem Ernährungsverhalten spielen Ihre täglichen Einflüsse und Gewohnheiten. Für jedes Essverhalten gibt es bestimmte Antriebe. In der folgenden Auflistung finden Sie sicher Überschneidungen zu den eigenen Essgewohnheiten.

Motive für die Lebensmittelauswahl

Geschmacksanspruch – Erdbeeren mit Schlagsahne sind höchster Genuss

Hungergefühl – Ich habe einfach Hunger, ich muss das jetzt essen

Ökonomische Bedingungen – Das ist im Sonderangebot, das kaufe ich

Kulturelle Einflüsse – Morgens frühstücken wir Brötchen mit Kaffee

BEISPIEL

Was passiert, wenn ich ein Stück Sahnetorte esse?

Im Moment, während Sie ein Stück Sahnetorte essen, spüren Sie die gesundheitliche Konsequenz nicht. Das wäre beispielsweise beim Anfassen einer heißen Herdplatte ganz anders. Das positive Geschmackserlebnis beim Essen der Sahnetorte erleben Sie unmittelbar, doch die Langzeitwirkung der möglicherweise zu hohen Kalorienzufuhr oder den Schaden, den zu viel Fett und Zucker an Ihren Gelenken anrichten, spüren Sie nicht augenblicklich.
Das positive Geschmackserlebnis bleibt verstärkt in Erinnerung und der Körper möchte solche „Erfolge" und guten Gefühle häufiger spüren.

Leiden Sie jedoch an einer Lebensmittelallergie, um das Beispiel wieder aufzunehmen, gegen Sahne, sieht das anders aus. Kurz nach dem Verzehr der Sahnetorte werden Sie in direktem zeitlichem Zusammenhang eine schmerzhafte Reaktion des Körpers spüren wie Hautausschlag oder Übelkeit. Somit werden Sie mit der gegessenen Torte, dem allergologisch provozierenden Lebensmittel, zukünftig eine negative Emotion verbinden. Es fällt Ihnen auch leichter, auf genau dieses Lebensmittel, im Beispiel die Sahnetorte, zu verzichten.

Traditionelle Einflüsse – Omas Plätzchen zu Weihnachten
Habituelle Einflüsse – Ich esse immer eine Suppe vor der Mahlzeit
Emotionale Wirkung – Ein Stück Kuchen in der Stresssituation
Soziale Gründe – Bei Fondue kann man sich gut unterhalten
Soziale Statusbedingung – Die Schulzes laden wir zu Hummer ein
Angebotslage – Man isst das Mensaessen, weil es das gerade gibt
Fitnessüberlegungen – Soll gut fürs Joggen sein
Schönheitsansprüche – Halte Diät, um schlank zu bleiben
Verträglichkeit – Grünkohl esse ich nicht, vertrage ich nicht
Neugier – Mal sehen, wie das schmeckt
Angst vor Schaden – Rindfleisch esse ich nicht mehr, wegen BSE
Pädagogische Gründe – Nach den Schularbeiten bekommst du ein Bonbon

Krankheitserfordernisse – Zucker darf ich nicht essen, wegen Diabetes
Magische Zuweisungen – Sellerie esse ich für die Potenz
Pseudowissenschaftlich – 10 harte Eier zum Abnehmen
(nach Pudel und Westenhöfer 1997)

Wenn Sie die unterschiedlichen Motive für die Lebensmittelauswahl in der obigen Auflistung nochmals durchlesen, können Sie feststellen, dass weit mehr äußere Reize und weniger die inneren Signale für eine Auswahlentscheidung eine Rolle spielen.

Ein inneres Signal wäre beispielsweise das Gefühl des leeren Magens, der Hunger. Mit zunehmendem Lebensalter erhalten innere Signale immer weniger Bedeutung, da äußere Reize, wie gesellschaftliche Normen und erlebte Erfahrungen im Verlauf des Lebens Handlungsentscheidungen dominieren.

Damit zeigt sich auch das Dilemma, wie schwer es ist, theoretisches Wissen in reale Verhaltensänderungen umzusetzen. Man kann nämlich sehr viel über Ernährung wissen und dennoch in vielen Situationen für sich die falschen Ernährungsentscheidungen treffen. Woran das liegen kann, soll das folgende Beispiel verdeutlichen.

Wie können Sie nun Ihr Essverhalten optimieren, wenn nicht durch Wissenserweiterung?

Sie sollten Ihren Erfolg unmittelbar spüren dürfen! Das gelingt aus der Erfahrung am besten, wenn Sie auf dem Weg zum Ziel leicht zu erreichende Etappen einbauen.

Nutzen Sie die folgenden zwei Fragen, um sich auf Ihre Stärken, Ihre Bedürfnisse und Ihre Entscheidungskraft zu fokussieren.

→ Wann habe ich mich das letzte Mal **bewusst** für eine bestimmte Lebensmittelauswahl entschieden?

Erinnern Sie sich an ein Erlebnis, das mit positiven Emotionen verknüpft ist, als Sie sich zuletzt bewusst für einen gesünderen Lebensstil entschieden haben. Zum Beispiel: Sie haben am Büfett Obst zum Dessert statt Sahnecreme gewählt und waren sehr zufrieden mit der Wahl des frischen Lebensmittels. Tragen Sie es auf den freien Zeilen ein:

____

____

→ Welche Motivation stand hinter dieser Entscheidung?

____

____

BEISPIEL

Aus der Ernährungsberatung

Ramona und Finn Hollmann wollen abnehmen. Sie berichteten im Gespräch über einen wöchentlichen Verbrauch von 250 Gramm Butter. Dass dies eine sehr hohe Verzehrmenge ist, wussten sie, aber die Butter wegzulassen war für sie nicht umsetzbar. Das Weglassen habe nur drei Wochen funktioniert. Während dieser drei Wochen hätte sich auch nichts auf der Waage getan und der Buttergeschmack habe Ihnen auch gefehlt.
Die einzig erlebte Konsequenz des Verzichts war negativ: zum einen fehlte ihnen das Geschmackserlebnis und zum anderen gab es keinen Erfolg auf der Körperwaage.
Wichtig ist nun, dass Sie Ihr jeweils nächstes Ziel realistisch stecken!

Zwischenziel: 250 Gramm Butter reichen für zehn Tage

Wie können die beiden sich in ihrem Alltag vorstellen, weniger Butter zu nutzen?
Die erste Idee: Die Butter vor den Brotmahlzeiten aus dem Kühlschrank zu nehmen, um sie besser streichen zu können.
Die zweite Idee: Zum Buttergemüse bei gekochten Speisen wollen sie nur noch die Hälfte der bisherigen Buttermenge nutzen.
Beim nächsten Termin berichtete Ramona Hollmann sehr freudig über den Erfolg, dass die Butter sogar elf Tage gereicht habe und es beim Kochen gar nicht anders geschmeckt hätte. Die Buttermenge beim Gemüse sei nur eine gewohnte Menge gewesen und es gab mit weniger Butter keinen Geschmacksunterschied.
Ab und zu vergäßen sie noch, die Butter einige Zeit vor den Brotmahlzeiten aus dem Kühlschrank zu nehmen, aber das wollten sie nun bis zum Ende des Jahres schaffen.

Die Frage, mit welcher Motivation Sie eine Mahlzeit planen oder auswählen, kann Ihnen erfahrungsgemäß helfen, Ihre Motivation bei einer Ernährungsumstellung stabil zu halten. Sie werden sich mit positiven Erfahrungen immer häufiger selbst motivieren können. Denn Motivation ist keine Zahl auf der Waage. Keine Kleidergröße. Kein Oberschenkelumfang. Kein Blick fremder Menschen. Kein altes Foto von früher.

Motivation ist Ihre zukünftige Lebensqualität, Ihr eigener Alltags- und Lebensanspruch.

Jetzt ist der richtige Zeitpunkt, sich das Zitat vom Anfang des Buches (→ Seite 7) noch einmal durchzulesen! Nach dem Lesen wird es Ihnen sicher leicht fallen, diese Formulierungen zu vollenden oder eigene Ziele zu formulieren:

→ Wenn ich weniger Schmerzen spüre, kann ich endlich

____

____

→ Wenn ich weniger Medikamente einnehmen muss, dann

____

____

→ Wenn ich weniger Gewicht mit mir herumtrage, will ich

____

____

→ Wenn ich meine Gewohnheiten umstelle, bin ich

____

____

Nach der Zielformulierung können Sie den ersten Schritt planen:

→ Wenn ich meine Gewohnheiten umstelle, bin ich

____

____

→ Wo sehe ich mein erstes Verbesserungspotenzial? Ich

____

____

→ TIPP Ihre Motivationssätze

Wir empfehlen Ihnen, sich dieses Kapitel noch einmal durchzulesen und Zettel und Stift bereitzuhalten, damit Sie Ihre Motivationssätze herausschreiben können. Diese könnten Sie später sichtbar im Alltag platzieren. Hängen Sie sie beispielsweise am Kühlschrank auf, so haben Sie sie immer im Blick.

BEISPIEL

Ernährungsziel: Weniger Fleisch und Wurst

So könnten Sie vorgehen, wenn Sie sich beispielsweise vornehmen, weniger Fleisch und Wurst zu essen:

IST-Zustand: Aktuell esse ich täglich Fleisch und Wurst.
Wunsch-Zustand: Ich möchte weniger Wurst und Fleisch essen, um _____.
Konkretes Ziel: Maximal 600 Gramm Fleisch und Wurst pro Woche essen.

1. Etappe
Wenn ich Appetit auf Wurst habe, lasse ich an dem Tag das Fleisch weg. Wenn ich Fleisch essen möchte, plane ich zu den anderen Mahlzeiten an diesem Tag keine Wurst ein.
Stattdessen plane ich _____ ein oder möchte _____ ausprobieren, zum Beispiel:
Haferbrei im Schlaf (→ Seite 173)
vegetarischen Aufstrich (→ Seite 163)
_____
Mehr Anregungen finden Sie auch im Rezeptteil (→ Seite 130)

2. Etappe
An zwei Tagen in der Woche esse ich weder Fleisch noch Wurst. Ich kann mir folgende Mahlzeiten ohne Fleisch vorstellen, zum Beispiel:
Kartoffel-Gemüse-Curry (→ Seite 161)
Lachs-Wirsing-Lasagne (→ Seite 164)
_____
Mehr Anregungen finden Sie auch im Rezeptteil (→ Seite 130)

3. Etappe
Flexible Grenzen: Geburtstagsfeier. Ich weiß, dass es ein Buffet mit Wurst und Fleisch geben wird. Zu Beginn verschaffe ich mir einen Überblick über die gesamte Auswahl und überlege, worauf ich am meisten Appetit habe. Diese Speise gönne ich mir in dem Wissen, dass es ein besonderer Genuss ist, der mir Freude bereitet.

Zielformulierungen und Etappenziele können sich immer mal verschieben. Wichtig ist, dies im Falle einer Verschiebung zu akzeptieren und anschließend bewusst neu zu planen.

Ihre Vorstellungskraft

Ihre Vorstellungskraft ist ein steter Begleiter und als Motivator immer bei Ihnen, Sie müssen sie nur wecken ...

Hierzu eignet sich beispielsweise eine „5-Minuten-Gedankenreise“. Lassen Sie sich die folgende Gedankenreise vorlesen.

GEDANKENREISE

Suchen Sie sich eine ruhige und bequeme Position, egal ob sitzend oder liegend. Wenn Sie möchten, schließen Sie die Augen. Konzentrieren Sie sich auf Ein- und Ausatmung.

Stellen Sie sich vor, wie Sie inmitten einer ruhigen Zitronenplantage sitzen und vor Ihnen die gelb-leuchtende Pracht der Früchte, Sonnenstrahlen auf Ihrer Haut und eine warme Brise spüren. Ein süß-säuerlicher Geruch weht um Sie herum. Sehen Sie dieses Bild. Nehmen Sie den Duft wahr. Sie können nun eine Zitrone neben sich vom Boden aufheben. Nehmen Sie die Frucht in beide Hände und fühlen Sie die Schale. Fühlen Sie die Furchen oder ist die Haut ganz glatt? Lassen Sie die Zitrone durch Ihre Finger gleiten und reiben Sie etwas daran. Nun führen Sie die Zitrone zur Nase und nehmen Sie die säuerliche Note wahr, wie sie in der Nase kitzelt.
Stellen Sie sich nun vor, Sie haben ein Taschenmesser bei sich und halbieren die Zitrone. Der Saft spritzt und Sie fühlen den Saft an Ihren Händen. Probieren Sie den Saft, indem Sie ihn auf ihre Zunge träufeln, und genießen Sie es, wie der süß-säuerliche Geschmack Ihren Gaumen aktiviert.

Entspannen Sie Ihren Kiefer und spüren Sie langsam, wie Ihr Körper jetzt und hier in der Gegenwart reagiert. Bereiten Sie sich nun darauf vor, in die Gegenwart zurückzukehren und atmen Sie dreimal tief ein und aus. Langsam können Sie Ihre Augen wieder öffnen.

Haben Sie gespürt, wie stark Ihre Vorstellungskraft ist!? Sie können bewirken, dass Ihr Körper aktiviert wird. Sie haben erlebt, wie Sie sich durch Ihre Vorstellungskraft auf ein Ziel hin selbst motivieren können!

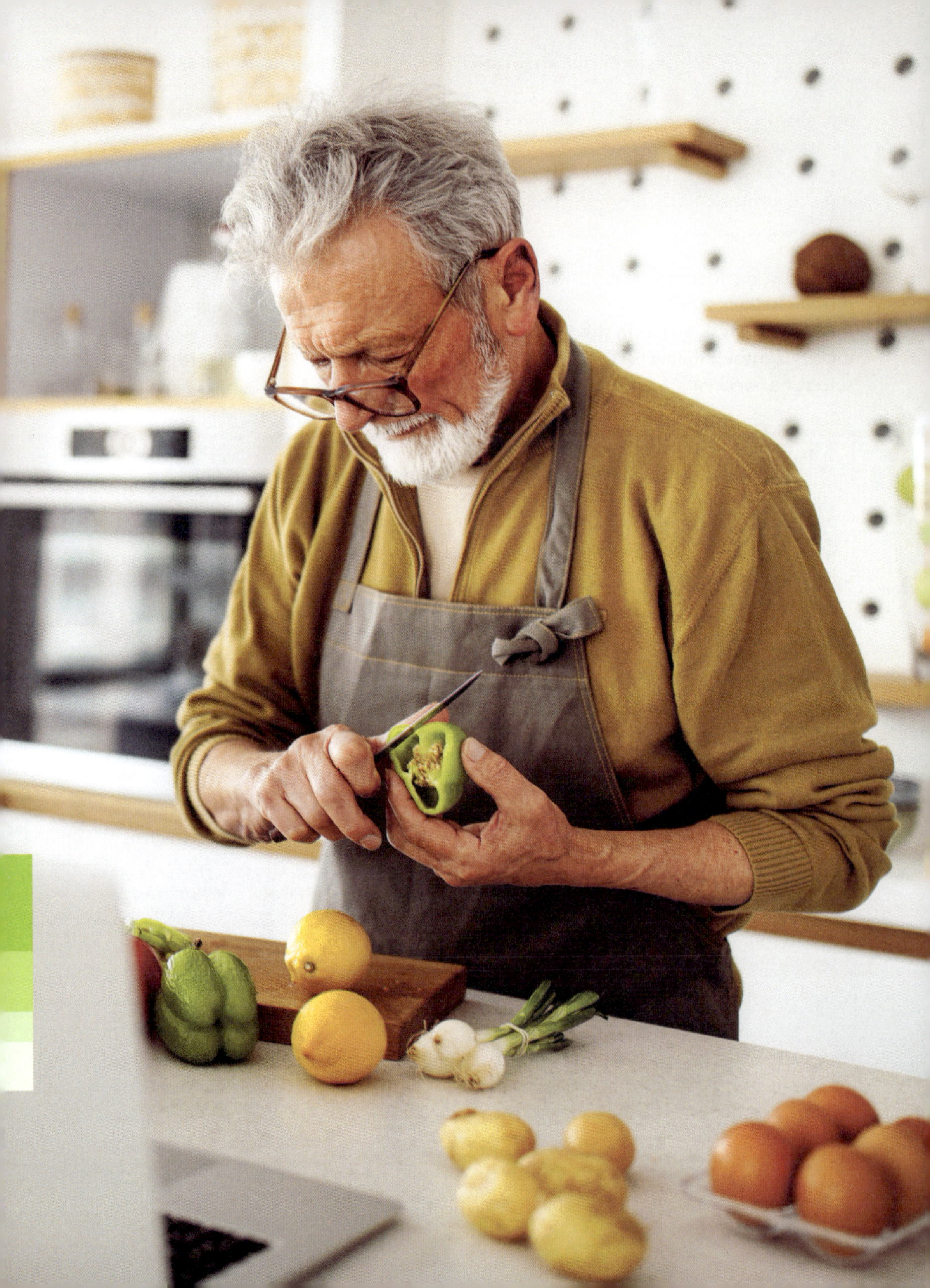

Essenszubereitung leichtgemacht

Gesunde Ernährung – das bedeutet auch, selbst frisch zu kochen, mit möglichst wenig verarbeiteten Lebensmitteln. Nur – wer hat Zeit und Muße dafür? Mit der Methode des Meal Prepping, also der geplanten Essensvorbereitung, können Sie entspannt an das Thema herangehen und sich die ganze Woche auf köstliche Mahlzeiten trotz geringem Aufwand in der Küche freuen.

Die persönliche Einstellung zur Essenszubereitung, also dem Kochen, ist bei jedem Menschen sehr unterschiedlich. Zehn-Minuten-Blitzrezepte sind häufig genauso schwer in den Alltag zu integrieren wie Rezepte für ein Drei-Gänge-Menü. Denn Einkaufen, Kleinschnippeln, Abschmecken und Aufräumen lassen sich nicht wegzaubern. Die Balance zwischen Koch-Lust und Zeitnöten zu finden, ist ein lebenslanger Prozess.

Alles liegt in Ihren Händen, und wir möchten Ihnen in diesem Kapitel zeigen, wie Sie sich die Arbeiten in der Küche zur Zubereitung des Essens so leicht wie möglich machen können. Mit der Methode des „meal prep = Essensvorbereitung" müssen Sie nur wenig Zeit aufwenden und können trotzdem Lust am Kochen erleben. Dies wird möglich durch smarte Vorbereitung und Planung der Mahlzeiten.

Diese Idee des Meal Prepping ist keineswegs eine schnelllebige Trenderscheinung, nein, in Japan gibt es die Vorbereitung von Gerichten bereits seit dem 5. Jahrhundert und bis heute. Ob Ihre Motivation Spaß, Gesundheit, Geld-, Zeit- oder Kalorienersparnis ist, liegt ganz bei Ihnen! Vielleicht merken Sie auch bald, dass sich viele der genannten Vorteile ganz unterschiedlich zeigen: zum Beispiel durch Ersparnisse im Geldbeutel, der gewünschten Gewichtsveränderung auf der Waage, indem Sie mehr Genuss erleben oder einfach durch eine Beschwerdelinderung schmerzender Gelenke. Alles darf sein!

→ TIPP

Zwischen den Zeilen lächeln und immer an die Grundmotivation denken: Sie können selbst Einfluss nehmen – auf Ihren Körper und Ihr Befinden.

Wenn Sie Ihre Mahlzeiten gut vorbereiten, also Meal Prepping praktizieren, kann Ihnen das helfen, eine ganze Menge unnötigen negativen Stress rund um das Thema gesundes Essen zu reduzieren. Der Trick beim Meal Prepping ist, dass Sie für mehrere Tage vorkochen und Zutaten austauschen, sodass Sie im Endeffekt an einem oder zwei Tagen alles so weit wie möglich für die kommende Woche zubereiten, sodass Sie dann an den einzelnen Wochentagen jeweils die vollen Mahlzeiten parat haben oder nur mit wenig Aufwand etwas zusätzlich kochen oder erwärmen müssen.

Einiges wird vielleicht neu für Sie sein, doch mit unserer Einführung in die Mealprep-Methode erhalten Sie umfassende Erklärungen zur Vorbereitung, Planung, Zubereitung und Lagerung auf den folgenden Seiten.

Sollten Sie nur wenig oder gar keine Erfahrungen mit dem Kochen von Mahlzeiten haben, kann es hilfreich sein, wenn Sie erstmal gezielt einzelne Mahlzeiten (aus unserem Rezeptteil → Seite 130) ausprobieren und das langsam steigern, zum Beispiel zunächst nur für ein bis zwei Tage Mahlzeiten vorbereiten. Mit immer mehr Praxis ergibt sich erfahrungsgemäß eine eigene Dynamik und Sie werden merken, welche Gerichte sich in Ihrem Alltag gut vorbereiten und integrieren lassen, welche Ihnen besonders gut schmecken und welche vielleicht auch bei Ihrer Familie oder Ihren Mitbewohnern und Mitbewohnerinnen gut ankommen.

→ TIPP Einstieg ins Meal Prepping

Bereiten Sie zunächst einmal die Mahlzeiten für die Tage oder Tageszeiten einzeln vor, die für Sie besonders stressauslösend sind, bevor Sie gleich zu Beginn für eine ganze Woche vorkochen. So vermeiden Sie, sich neue Stressauslöser zu schaffen und können außerdem unkontrolliertem Snacking oder Heißhungerattacken vorbeugen, weil ja schon das ein oder andere Essen da ist.

→ **TIPP**

Falls Sie ein Frühstücksmuffel sind und schon wissen, dass Sie an Tagen ohne Frühstück häufiger Heißhunger spüren: Starten Sie doch Ihr Meal Prepping damit, das Frühstück für fünf aufeinanderfolgende Tage zu planen und vorzubereiten.

Wenn Sie bei der Arbeit nur wenig Zeit für eine Mittagspause haben: Suchen Sie sich einige Gerichte zum Mitnehmen aus, die sich gut vorbereiten lassen und nicht noch extra erwärmt werden müssen.

Ihre Lebensmittelauswahl

Die folgende Tabelle gibt Ihnen einen ersten Überblick, welche Lebensmittel bei Arthrose vermehrt auf Ihrem Speiseplan stehen sollten.

→ **TIPP**

Wenn Sie gleich aktiv werden wollen: Markieren Sie mit einem Textmarker oder buntem Stift in der Spalte „geeignete Lebensmittel“ alle Lebensmittel, die Sie gern mögen!

LEBENSMITTELGRUPPE	GEEIGNETE LEBENSMITTEL	WENIGER GEEIGNETE LEBENSMITTEL
Kohlenhydrate	Kartoffeln, Hirse, Haferflocken, Vollkornnudeln, Vollkornreis Vollkornbrot/Knäckebrot (in Maßen)	verarbeitetes Gebäck/Brotvarianten (wie Croissant, Pfannkuchen, Toast, Milchbrötchen) verarbeitete Fertigkartoffelprodukte Teigwaren/Eierteigwaren (in großen Mengen)
Obst	Äpfel, Pflaumen, Beerenobst, Orangen, Birnen, Grapefruit, Kirschen, Bananen	Ananas, Weintrauben gezuckerte Obstprodukte (Konserven, Obstmus, Obstriegel)
Gemüse	alle Sorten, frisch und als Tiefkühlprodukt Hier ist Platz für Ihre fünf Lieblingsgemüsesorten: __________ __________ __________ __________ __________	Fertigprodukte (naturbelassenes Gemüse ohne Soßen oder weitere Zusätze ist als zeitsparende Alternative in Ordnung)
Fette/Öle	Leinöl, Rapsöl, Olivenöl, Walnussöl Butter (in moderater Menge) Margarine	Sonnenblumenöl, Distelöl, Palmöl tierisches Schmalz Mayonnaise (in großen Mengen)

LEBENSMITTELGRUPPE	GEEIGNETE LEBENSMITTEL	WENIGER GEEIGNETE LEBENSMITTEL
Nüsse/Saaten	naturbelassene, getrocknete und geröstete Nüsse	gesalzene, schokolierte oder ummantelte Nüsse
Eiweiße Fisch/Meeresfrüchte Fleisch/Geflügel	Fisch und Meeresfrüchte naturbelassen (vor allem Hering, Lachs, Makrele, Forelle) in Olivenöl eingelegter Fisch magere Fleisch- und Wurstwaren	frittierte/panierte Meeresfrüchte- oder Fischzubereitungen in Fertigsoßen eingelegter Fisch fettreiche Fleisch- und Wurstwaren paniertes Fleisch/Geflügel Schweinefleisch
Milch- und Milchprodukte	naturbelassene Buttermilch naturbelassener Frischkäse, körniger Frischkäse Milch und Naturjoghurt bis 1,5 % Fettgehalt Speisequark bis 20 % Fettgehalt	Milchmixgetränke Pudding, Fruchtquark oder Fruchtjoghurt Schmelzkäse fettreicher Käse
Pflanzliche Milchalternativen	ungesüßte Pflanzendrinks wie Mandel, Hafer, Reis, Soja (mit Calcium angereichert)	
Eier	2–3 Eier pro Woche (auch versteckte Eier in Teigwaren und Gebäck beachten)	
Kräuter/Gewürze/Würzmittel	frische Kräuter Ingwer, Kreuzkümmel, Chili	Fertiggewürzmischungen Salz Balsamico creme Fertigdressings Grillsaucen
Getränke	Wasser ungesüßter Tee	Limonaden, Cola Fruchtsaft und -nektar Gemüsesaft Alkohol Kaffee (mehr als 3 Tassen pro Tag)
Aufstrich	Nussmus Hummus oder andere pflanzliche Aufstriche (auf Salzgehalt achten) Fruchtaufstriche in moderaten Mengen	gesüßte Nusscreme Marmelade, Konfitüre

Tab. 22: Geeignete Lebensmittel für Ihre Arthroseernährung

CHECKLISTE

Checkliste: Vorbereitung „Meal-Prepping“

1. Aufbewahrung
Habe ich am Tag der Zubereitung ausreichend Platz im Kühl- bzw. Gefrierschrank?

2. Behälter und Gefäße
Schaffen Sie sich zu Beginn einen Überblick über Ihre Bestände. Natürlich müssen Sie nicht sofort losziehen, um neue Boxen oder Gefäße zu kaufen, in denen Sie die vorbereiteten Mahlzeiten aufbewahren können.
Möchten Sie Ihre vorbereiteten Speisen direkt im Gefäß aufwärmen oder möchten Sie sie in Topf, Pfanne oder Backofen erhitzen?
Sollten Sie Speisen vorbereiten, die nicht aufgewärmt werden müssen, wie Salat oder Frühstücksvarianten, müssen natürlich keine Aufwärmgefäße eingeplant werden. Für diese Mahlzeiten kann ein Schraubglas, eine abdeckbare oder eine verschließbare Schale praktisch sein.

Ich habe:
________Gefäße zum Einfrieren
________Gefäße zum Aufwärmen
________Schraubgläser
________luftdichte Gefäße für die Kühlschrankaufbewahrung
________ ____________________
(Sonstiges)

Beispiel: Ich habe 5 Gefäße zum Einfrieren, 3 zum Aufwärmen, 4 Schraubgläser und 4 Kühlgefäße, außerdem ...)

3. Lebensmittelvorräte
Welche verderblichen Lebensmittel muss ich in der kommenden Woche verbrauchen?
Angebrochen im Kühlschrank
Frische Lebensmittel
Mindesthaltbarkeitsdatum beachten
Wovon sind nur geringe Mengen vorhanden?

Die Vorbereitung läuft ...

Wenn Sie nicht jeden Tag lange am Herd stehen möchten, dann kann Ihnen die richtige Vorbereitung helfen, den Kochaufwand zu reduzieren und sich trotzdem gesund und lecker zu ernähren.

Zu Beginn ist eine Bestandsaufnahme aller Lebensmittel, Aufbewahrungs- und Aufwärmgefäße sinnvoll. Neben verschließbaren Boxen, Brotdosen und wasserdichten Klick-Boxen können auch Schraubgläser mit großer Öffnung oder Gefrierbeutel mit auf die Bestandsliste gesetzt werden. Bedenken Sie vor dem Abfüllen der Gerichte, wie Sie diese erwärmen und verzehren wollen.

→ TIPP

Stellen Sie die leeren Gefäße vor dem Start der Zubereitung probeweise in Kühl- und gegebenenfalls Tiefkühlschrank. So können Sie sicher sein, dass Sie den benötigten Platz für die Aufbewahrung haben. (Die Lebensmittel, die Sie verarbeiten wollen, sollten Sie natürlich vorher herausnehmen.)

→ TIPP

Auf den Gefäßen selbst finden Sie meist Angaben, wie diese verwendet werden können, also ob sie zum Beispiel mikrowellengeeignet sind oder nicht. Diese Angaben sind beim Einfrieren und Erwärmen stets zu beachten. Sind Symbole durchgestrichen oder befinden sich keine Angaben auf dem Gefäß, der Verpackung oder in der Gebrauchsanweisung, sollten diese nicht eingesetzt werden. Plastikschalen und Joghurteimer, auch von Lieferdiensten, Eispackungen und Ähnliches sind nicht für den dauerhaften Gebrauch geeignet. Trotzdem sollten Sie nicht jedes Gefäß ohne Merkmale entsorgen. Mehr Infos finden Sie hier:
www.verbraucherzentrale.nrw/node/11944

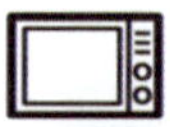
mikrowellengeeignet

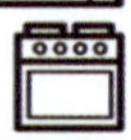
backofengeeignet

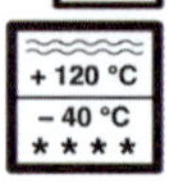

empfohlene Temperaturbereiche

GUT ZU WISSEN

Die Lagerung der zubereiteten Gerichte in Kühlschrank und Tiefkühlgerät

Lassen Sie gekochte und gebratene Speisen vor dem Kühlstellen möglichst schnell vollständig abkühlen. Anschließend räumen Sie sie zeitnah, gut verschlossen und mit Datum und Inhalt beschriftet in den Kühlschrank oder das Tiefkühlgerät.
Bewahren Sie kalte Dressings getrennt vom Salat oder dem zubereiteten Gericht auf.
Eine kurze Einfrierzeit von wenigen Tagen zur Lagerung im Tiefkühlgerät kann auch mit Gefrierbeuteln erfolgen, beispielsweise für frisches Obst.

Mahlzeiten, die in der Mikrowelle aufgewärmt werden sollen, frieren Sie am besten gleich in mikrowellengeeigneten Boxen ein.

→ TIPP
Mehr zur richtigen Lagerung erfahren Sie unter:
https://www.mehrwert.nrw/, in die Suchmaske „richtig lagern" eingeben.

Lebensmittel	Haltbarkeit im Kühlschrank (ca.-Angabe)	Haltbarkeit im Tiefkühlfach (ca.-Angabe)
Eintopfgerichte/Aufläufe	3 Tage	3 Monate
gegarte Fleisch- und Geflügelspeisen	2–3 Tage	3 Monate
gegarte Reis- und Teigwaren	2 Tage	6 Monate
Eier gekocht	2–3 Wochen	nicht geeignet
Joghurt geöffnet/Joghurtdressing	4–6 Tage	nicht geeignet
Salate	mehrere Tage (variiert)	nicht geeignet

Planung

Selbst wenn Sie bisher nur gelegentlich gekocht oder gebacken haben, besitzen Sie mit Sicherheit ausreichend Equipment für Ihre Essensvorbereitung.
Wählen Sie einen Tag zur Planung aus. Tragen Sie diesen Tag im Kalender oder im Wochenplaner ein. An diesem Tag überlegen Sie:

- → Welche Gerichte/Rezepte möchte ich zubereiten?
- → Welche Tage/Mahlzeiten möchte ich vorbereiten?
- → Wann kann ich einkaufen gehen?
- → Wann möchte ich meine Gerichte vorbereiten/kochen?

Sammeln Sie dann die Rezepte für die Gerichte, die Sie an diesem Tag zubereiten wollen:

- → Schreiben Sie eine Bedarfsliste für Lebensmittel und Gefäße.
- → Prüfen Sie Ihren Gefäß- und Lebensmittelbestand und haken Sie alle vorhandenen Zutaten und Gefäße ab.
- → Schreiben Sie eine Einkaufsliste und berücksichtigen Sie dabei auch saisonale und regionale Aspekte.
- → Gehen Sie einkaufen.

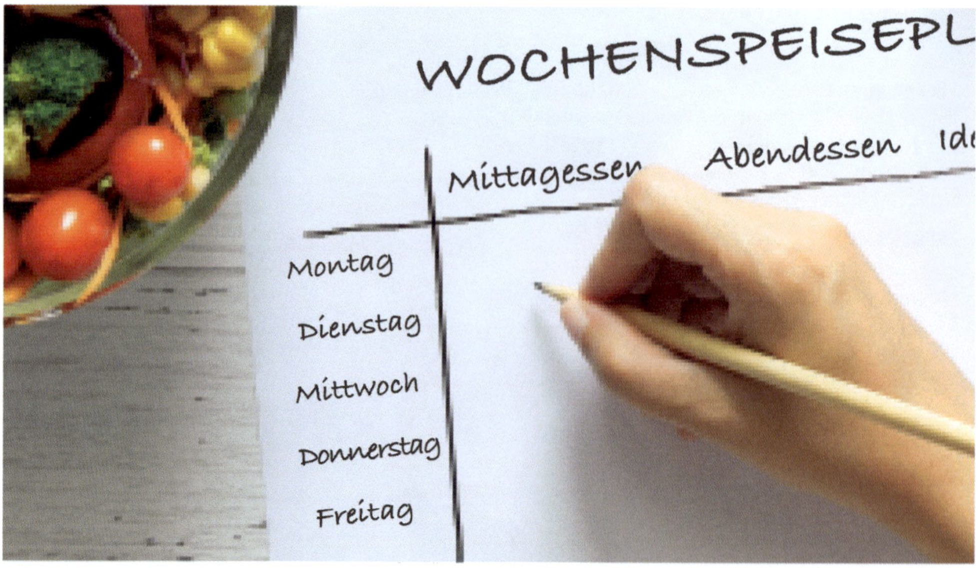

WICHTIG

Saisonkalender

Weite Lebensmitteltransporte, insbesondere per Flugzeug, belasten das Klima. Das Gleiche gilt, wenn heimische Produkte außerhalb der Saison in beheizten Treibhäusern angebaut werden. Die Wahl heimischer Saisonware bringt dagegen Vorteile für die Gesundheit, die Umwelt und den Gaumen: Zusätzlich zu Frische und mehr Geschmack enthält heimisches Saisonobst und -gemüse **meist weniger Rückstände von Pflanzenschutzmitteln** als importierte Ware. Die kurzen Transportwege von regionaler Saisonware sparen Energie und Treibhausgase ein und **schonen so das Klima.** Freilandgemüse punktet zusätzlich: Es verursacht beim Anbau bis zu 30-mal weniger klimaschädliche Gase als Produkte aus beheizten Gewächshäusern.

Die Einkaufshilfe zeigt auf einen Blick, wann Erdbeeren, Kopfsalat & Co. hierzulande im Freien reifen. Anhand von vier Symbolen wie einer Sonne oder einer Lagerkiste lässt sich schnell erkennen, in welchen Monaten das Obst und Gemüse draußen wächst oder eher aus dem Treibhaus, dem unbeheizten Folientunnel oder dem gekühlten Lager kommt.

Den Saisonkalender der Verbraucherzentrale finden Sie unter: www.verbraucherzentrale.de/node/17229

Einen Wochenplan zusammenstellen

Stellen Sie die Gedanken und Ideen aus Ihrer Planung in einem Wochenplan zusammen. Beginnen Sie Ihren Wochenplan mit dem Planungs- bzw. Einkaufstag, damit Sie eine bessere Übersicht bekommen. Eine Kopiervorlage für Ihren Wochenplan finden Sie hier (→ Seite 114), sie können sie auch im Internet downloaden unter: https://www.ratgeber-verbraucherzentrale.de/arthrose Alternativ können Sie auch den nebenstehenden QR-Code nutzen.

Wochenplaner

Kalenderwoche: Wochentag							
To-do							
1. Mahlzeit							
2. Mahlzeit							
3. Mahlzeit							
Notizen:							

Diese Wochenpläne sollen Ihre Planung vereinfachen und vor allem: Sie sollen Sie inspirieren, es sind keine perfekten Ernährungsregeln. Bewusst wurden Begriffe wie Frühstück, Mittag oder Abendessen für die Mahlzeiten weggelassen. Denn Schichtarbeit, Rente, Freizeitsport oder Kinderbetreuung verlangen eine individuelle Anpassung der Uhrzeiten. Nutzen Sie die Wochenpläne trotzdem gerne, um Ihre Essenszeiten einzutragen. Diese müssen nicht immer genau passen, aber damit haben Sie eine Orientierung.

→ TIPP

Tragen Sie in Ihren Wochenplänen auch geplante Restaurantbesuche, Verabredungen zum Kaffee oder Geburtstagsrunden, auch am Arbeitsplatz, ein. Das hilft Ihnen, den Überblick zu behalten.

Beispiele für Wochenpläne

Die folgenden Beispiel-Wochenpläne sind nach Jahreszeiten geordnet und zeigen Ihnen unter Verwendung einiger Rezepte aus unserem Rezeptteil, wie Sie beim Meal Prepping vorgehen können.

Jeder Wochenplan ist als Tabelle aufgebaut und enthält Vorschläge, wie Sie sich zeitlich organisieren können. Arbeiten, die parallel laufen, sind auf einen Blick zu erfassen.

Die Wochenpläne sind als Hilfestellung und Vorschläge gedacht, aber Sie können natürlich gern Ihre eigenen Ideen umsetzen und Ihre eigenen Strukturen finden und ausprobieren.

Wochenplan für den Sommer

Sie benötigen ca. drei Stunden Zeit an einem Zubereitungstag.

Diese Gerichte wollen Sie zubereiten (die passenden Rezepte finden Sie auf den angegebenen Seiten):

→ Ofengemüse (→ Seite 142)
→ Antipasti (→ Seite 139)
→ Tomatensuppe (→ Seite 156)
→ Gefüllte Paprika (→ Seite 146)
→ Bananen-Schoko-Granola (→ Seite 169)
→ Hafer-Obst-Drink (→ Seite 172)
→ Haferbrei im Schlaf (→ Seite 173)
→ Cashew-Couscous (→ Seite 134)
→ Zitronenjoghurt (→ Seite 144)
→ Vegetarischer Aufstrich (→ Seite 163)

→ Zubereitungstag ist Sonntag.
→ Sie können Ihr Essen unterwegs erwärmen.
→ Sie benötigen ein Gefrierfach.
→ Extras (die nicht in den Rezepten vorkommen): Brot/Brötchen (Mittwoch/Freitag), Nüsse (Montag)
→ Sie benötigen zwei Backbleche parallel, maximal drei Töpfe parallel.
→ Der gesamte Zeitaufwand für die Zubereitung der Gerichte beträgt ca. drei Stunden.

Wochenplan für den Sommer

	ZUBEREITUNG	HINWEISE	ZEIT GESAMT	ZEIT PRO ARBEITSSCHRITT
1	2 Paprikaschoten für **Gefüllte Paprika** vorbereiten und zur Seite legen, Gemüse schneiden für **Ofengemüse und Antipasti** und beides nach Rezept zubereiten.	Beide Bleche nach der Hälfte der Garzeit tauschen (oberes Blech nach unten und umgekehrt) Einkauf mit Brot planen, falls Antipasti als Brotbelag dienen soll	1 Stunde	
2	Während das Gemüse im Ofen ist: **Tomatensuppe** nach Rezept zubereiten			30 Minuten

	ZUBEREITUNG	HINWEISE	ZEIT GESAMT	ZEIT PRO ARBEITSSCHRITT
3	**Gefüllte Paprika** nach Rezept zubereiten, (doppelte Menge) 2 Schoten vorbereitet zur Seite legen	Ofen anlassen (Granola folgt) 2 Schöpfkellen Tomatensuppe (ca. 400 ml) werden fürs Rezept benötigt.		35 Minuten
4	Im Anschluss an das Gemüse: **Bananen-Schoko-Granola** nach Rezept zubereiten	Sie können auch nur die Hälfte der Rezeptmenge zubereiten, da es für mehrere Planungen reicht. Granola vor dem Abfüllen in einfache Schraubgläser oder Dosen vollständig abkühlen lassen. Der Ofen wird danach nicht mehr benötigt.	50 Minuten	
5	Während das Granola im Ofen ist: Obst nach Rezept für **Hafer-Obst-Drink** und **Haferbrei im Schlaf** vorbereiten und portionieren bzw. beschriften	Für das Rezept kann auch TK-Obst verwendet werden. Achtung: TK-Obst sollte vor Verwendung durcherhitzt werden, um mögliche Keime abzutöten.		15 Minuten
6	**Haferbrei im Schlaf** nach Rezept zubereiten und abgedeckt gekühlt lagern			5 Minuten
7	**Cashew-Couscous** nach Rezept zubereiten			10 Minuten
8	**Zitronenjoghurt** nach Rezept zubereiten			10 Minuten
9	**Vegetarischer Aufstrich** nach Rezept zubereiten	Einkauf mit Brot planen Reste vom Aufstrich im Lauf der Woche verbrauchen	15 Minuten	

Wochenplan für den Winter

Sie benötigen insgesamt einmal zwei Stunden und einmal 1 ½ Stunden Zeit an zwei Zubereitungstagen.

Diese Gerichte wollen Sie zubereiten (die passenden Rezepte finden Sie auf den angegebenen Seiten):

Am Sonntag:

→ Lachs-Wirsing-Lasagne (→ Seite 164)
→ Eierkuchen und Eierkuchenwraps (→ Seite 137)
→ Schwarzwurzelsuppe (→ Seite 162)
→ Petersilien-Walnuss-Pesto (→ Seite 136)

Am Mittwoch:

→ Süßkartoffeltaler (→ Seite 157)
→ Bunter Salat (→ Seite 140)

Sonntag ist der erste und Mittwoch der zweite Zubereitungstag.

Sonntag

Sie benötigen ein Gefrierfach.

- Sie können Ihr Essen unterwegs erwärmen
- Extras (nicht in den Rezepten angegeben): Eierkuchenbelag (Sonntag), Füllung für die Eierkuchenwraps (Montag)
- Sie benötigen 1 Auflaufform, 1 Pfanne, 1 Topf.
- Der Zeitaufwand für die Zubereitung der Gerichte am Sonntag beträgt ca. zwei Stunden.

Wochenplan für den Winter, Teil 1

	ZUBEREITUNG	HINWEISE	ZEIT GESAMT	ZEIT PRO ARBEITSSCHRITT
1	**Lachs-Wirsing-Lasagne** nach Rezept zubereiten Zwiebeln gleich für Schwarzwurzelsuppe mitschneiden und zur Seite legen.	Lasagne nach dem Backen abkühlen lassen und nach Planung portionieren (3–4 Tage im Kühlschrank oder portionsweise einfrieren) Ofen wird nicht mehr benötigt	1 Stunde	
2	Während die Lasagne im Ofen ist: **Eierkuchen** nach Rezept zubereiten und abkühlen lassen. Während des Backens die Füllung für die **Eierkuchenwraps** vorbereiten	Nicht benötigte Eierkuchen verplanen und bis dahin luftdicht gekühlt lagern (ca. 2–3 Tage)		35 Minuten
3	**Schwarzwurzelsuppe** nach Rezept zubereiten	Die Suppe hält sich ca. 2 Tage im Kühlschrank und lässt sich auch gut portionsweise einfrieren. (Achtung: Pesto als Topping nicht mit einfrieren)	30 Minuten	
4	Während die Suppe kocht: **Petersilienpesto** nach Rezept zubereiten	Kann auch für die Eierkuchenwraps genutzt werden		15 Minuten

Mittwoch

- 1 Portion Lasagne für Donnerstag zum Auftauen rauslegen.
- Sie benötigen 1 Backblech, 1 Pfanne.
- Der Zeitaufwand für die Zubereitung aller Gerichte am Mittwoch beträgt ca. 1½ Stunden.

Wochenplan für den Winter, Teil 2

	ZUBEREITUNG	HINWEISE	ZEIT GESAMT	ZEIT PRO ARBEITSSCHRITT
1	**Süßkartoffeltaler** nach Rezept zubereiten	Taler vollständig abkühlen lassen und in Boxen portionieren, sie sind im Kühlschrank ca. 3–4 Tage haltbar. Für die Burger Brötchen, Kräuterquark, Hummus und Gemüse zum Einkauf einplanen.	50 Minuten	
2	Während die Süßkartoffeln im Ofen sind: Couscous, Zwiebeln und Kräuter für die Süßkartoffeltaler vorbereiten			15 Minuten
3	**Bunten Salat** nach Rezept zubereiten	Dressing separat abfüllen		15 Minuten

Wochenplan für den Frühling

Sie benötigen ca. 2 ½ Stunden Zeit an einem Zubereitungstag.

Diese Gerichte wollen Sie zubereiten (die passenden Rezepte finden Sie auf den angegebenen Seiten):

- → Antipasti (→ Seite 139)
- → Hafer-Obst-Drink (→ Seite 172)
- → Haferbrei im Schlaf (→ Seite 173)
- → Cashew-Couscous (→ Seite 134)
- → Bunter Salat (→ Seite 140)

Zubereitungstag ist Mittwoch.

- → Sie benötigen unterwegs keine Aufwärmmöglichkeit.
- → Sie benötigen nicht zwangsläufig ein Gefrierfach, wenn Sie das Obst für die Drinks nicht gefroren vorbereiten wollen.
- → Extras (die nicht in den Rezepten vorkommen): Nüsse, Brot/Brötchen (Freitag), Eier
- → Sie benötigen 1 Backblech, 1 Topf.
- → Der Zeitaufwand für die Zubereitung aller Gerichte beträgt ca. 2 ½ Stunden.

Wochenplan für den Frühling

	ZUBEREITUNG	HINWEISE	ZEIT GESAMT	ZEIT PRO ARBEITSSCHRITT
1	**Antipasti** nach Rezept zubereiten, dann vollständig abkühlen lassen und später (nach Zubereitungsschritt 5) zusammen mit dem abgekühlten Couscous portionieren	Brot beim Einkauf nicht vergessen, falls es als Brotbelag geplant wird) Ofen kann danach abgeschaltet werden	50 Minuten	
2	Während die Antipasti im Ofen schmoren: 1–2 **Eier** hart kochen			7 Minuten
3	Obst für **Hafer-Obst-Drink (zweifache Menge)** und **Haferbrei im Schlaf** nach Rezept vorbereiten und portionieren bzw. beschriften Für einen Drink ohne Haferflocken diese in der Zubereitung weglassen	Für das Rezept kann auch TK-Obst verwendet werden. Achtung: TK-Obst sollte vor der Verwendung durcherhitzt werden, um mögliche Keime abzutöten.		15 Minuten
4	**Haferbrei im Schlaf** nach Rezept zubereiten und abgedeckt gekühlt lagern			5 Minuten
5	**Cashew-Couscous** nach Rezept zubereiten, dabei die Couscousmenge halbieren Cashewnüsse in gleicher Menge wie im Rezept anrösten und die übrige Hälfte für den Haferbrei mit Nüssen nutzen.			10 Minuten
6	**Bunter Salat** nach Rezept zubereiten Dressing separat abfüllen Das abgekühlte Ei geschält und aufgeschnitten mit in die Salatschale legen.			15 Minuten

Wochenplan für den Herbst

Sie benötigen an einem Zubereitungstag ca. 2 ½ Stunden Zeit.

Diese Gerichte wollen Sie zubereiten (die passenden Rezepte finden Sie auf den angegebenen Seiten):

- → Möhrennudeln mit Kabeljau (→ Seite 154)
- → Schwarzwurzelsuppe (→ Seite 162)
- → Cashew-Couscous (→ Seite 134)
- → Kartoffel-Gemüse-Curry (→ Seite 161)
- → Bunter Salat (→ Seite 140)
- → Petersilien-Walnuss-Pesto (→ Seite 136)

Zubereitungstag ist Sonntag.

- → Sie benötigen ein Gefrierfach.
- → Sie können Ihr Essen unterwegs erwärmen
- → Extras (die nicht in den Rezepten vorkommen): Eier (Dienstag)
- → Sie benötigen einen Bratschlauch und 3 Töpfe parallel.
- → Der Zeitaufwand für die Zubereitung aller Gerichte beträgt 2 ½ Stunden.

Wochenplan für den Herbst

	ZUBEREITUNG	HINWEISE	ZEIT GESAMT	ZEIT PRO ARBEITSSCHRITT
1	**Möhrennudeln mit Kabeljau** nach Rezept zubereiten, Möhren und Zwiebelmenge für Suppe und Curry gleich mitschneiden und entsprechend beiseitelegen	1 Portion Fisch für Montag in ein erhitzbares Gefäß abfüllen, das übrige Fischfilet einfrieren oder am Zubereitungstag verzehren 1 Portion Möhrennudeln für Donnerstag in ein Gefäß geben (den gesondert abgefüllten Pesto dann nicht vergessen mitzunehmen)	50 Minuten	
2	Während der Fisch im Ofen schmort: **Schwarzwurzelsuppe** nach Rezept zubereiten	Die Schwarzwurzeln für das Curry gleich mit vorbereiten und beiseitelegen. Eine Portion für Freitag einfrieren und die zweite ggf. gleich essen		30 Minuten
3	**Petersilienpesto** nach Rezept zubereiten	Benötigte Portionen für die Woche gegebenenfalls gleich portionieren		15 Minuten
4	**Kartoffel-Gemüse-Curry** nach Rezept zubereiten, aber zusätzlich 200 ml Gemüsebrühe und 200 ml Kokosmilch mitkochen (für Couscous mit Möhren und Currysoße am Donnerstag)	„Extra-Soße“ mit Möhrennudeln und Couscous in ein Mitnahmegefäß füllen und kühl stellen 1 Portion Curry-Gericht für Mittwoch abfüllen 1 Portion einfrieren, vielleicht für die kommende Woche	35 Minuten	
5	Während das Curry vor sich hin blubbert: **Cashew-Couscous** nach Rezept zubereiten (halbe Menge)	Cashewnüsse bei Bedarf weglassen		10 Minuten
6	**Eier** hart kochen			7 Minuten
7	**Bunter Salat** nach Rezept zubereiten Dressing separat abfüllen Das abgekühlte Ei geschält und aufgeschnitten mit in die Salatschale legen.			15 Minuten

Wochenplan für den Spätsommer

Sie benötigen ca. 2 ½ Stunden Zeit an einem Zubereitungstag.

Diese Gerichte wollen Sie zubereiten (die passenden Rezepte finden Sie auf den angegebenen Seiten):

- → Bananenbrot (→ Seite 168)
- → Eierkuchen (→ Seite 137)
- → Vegetarischer Aufstrich (→ Seite 163)
- → Tzaziki-Dip (→ Seite 143)
- → Würzige Kokos-Linsen-Suppe (→ Seite 152)
- → Tomatensuppe (→ Seite 156)
- → Gefüllte Paprika (→ Seite 146)
- → Hafer-Obst-Drink (→ Seite 172)

Zubereitungstag ist Montag.

- → Sie benötigen kein Gefrierfach.
- → Extras für den Einkauf: Gemüse für herzhafte Eierkuchenwraps (Mittwoch), Brot/Brötchen (Mittwoch), Obst zum Bananenbrot und zum Frühstückswrap
- → Sie benötigen 1 Kastenbackform, 1 Pfanne, 3 Töpfe.
- → Der Zeitaufwand für die Zubereitung aller Gerichte beträgt 4 Stunden.

Wochenplan für den Spätsommer

	ZUBEREITUNG	HINWEISE	ZEIT GESAMT	ZEIT PRO ARBEITSSCHRITT
1	**Bananenbrot** nach Rezept zubereiten	In der Form abkühlen lassen, ergibt ca. 9 Scheiben, ca. 1 cm dick, 2–3 Scheiben sind eine Portion (für Dienstag) Restliches Brot als Snack für die Woche verschlossen und gekühlt lagern oder scheibenweise in einem Gefäß einfrieren.	1 Stunde	
2	Während das Bananenbrot backt: **Eierkuchen**rezept Menge wie beschrieben abkühlen lassen und währenddessen die Zutaten für die Eierkuchenwraps (süß/herzhaft) vorbereiten luftdicht, gekühlt lagern (ca. 2–3 Tage)			35 Minuten

3	**Vegetarischer Aufstrich** Menge wie beschrieben Einkauf mit Brot planen			15 Minuten
4	**Linsen-Kokossuppe** Menge wie beschrieben	Portionen für Dienstag bzw. Freitag jeweils gesondert abfüllen	35 Minuten	
5	Während die Linsensuppe köchelt: **Tzaziki** nach Rezept zubereiten	Portionen für zwei Tage gesondert abfüllen		10 Minuten
6	**Tomatensuppe** nach Rezept zubereiten			30 Minuten
7	**Gefüllte Paprikaschote** nach Rezept zubereiten (doppelte Menge, ergibt 2 Schoten)			35 Minuten
8	Obst nach Rezept für **Hafer-Obst-Drink** vorbereiten und portionieren bzw. beschriften Drink ohne Haferflocken vorbereiten (siehe Rezept)	Für das Rezept kann auch TK-Obst verwendet werden. Achtung: TK-Obst sollte vor der Verwendung durcherhitzt werden, um mögliche Keime zu töten.		10 Minuten

Wochenplan-Übersicht

1. Wochenplan Sommer: Profi; mit Aufwärmen (ein Zubereitungstag)

	FREITAG	SAMSTAG	SONNTAG	MONTAG	DIENSTAG	MITTWOCH	DONNERSTAG	FREITAG
To-do	Planung	Einkauf	Zubereitung					
1. Mahlzeit				Zitronenjoghurt mit Nüssen und Haferflocken	Haferbrei mit Obst und Granola	Antipasti aufs Brot	Hafer-Obst-Drink	Vegetarischer Aufstrich aufs Brot
2. Mahlzeit				Antipasti – Couscoussalat	Ofengemüse mit Zitronenjoghurt	Ofengemüse mit Tomatensoße	Tomatensuppe mit Couscous	Gefüllte Paprikaschoten
3. Mahlzeit								

2. Wochenplan Winter: Einsteiger; mit Aufwärmen (zwei Zubereitungstage)

	FREITAG	SAMSTAG	SONNTAG	MONTAG	DIENSTAG	MITTWOCH	DONNERSTAG	FREITAG
To-do	Planung Einkauf		Zubereitungstag			2. Zubereitungstag (Lasagne auftauen)		
1. Mahlzeit			Eierkuchen (Belag nach Geschmack)					
2. Mahlzeit								
3. Mahlzeit			Lachs-Wirsing-Lasagne (gleich frisch)	Eierkuchen-Wraps (Wraps frisch belegen)	Schwarzwurzelsuppe mit Pesto	Burger mit Süßkartoffelbratling	Lachs-Wirsing-Lasagne	Bunter Salat mit Süßkartoffelbratling

3. Wochenplan Frühling: Einsteiger; ohne Aufwärmen (ein Zubereitungstag)

	SONNTAG	MONTAG	DIENSTAG	MITTWOCH	DONNERSTAG	FREITAG
To-do	Planung	Einkauf		Zubereitung		
1. Mahlzeit					Hafer-Obst-Drink	Obstdrink
2. Mahlzeit					Antipasti mit Couscous	Haferbrei mit Nüssen
3. Mahlzeit					Bunter Salat mit Ei	Antipasti-Ei-Brötchen

4. Wochenplan Herbst: für fortgeschrittene Einsteiger; mit Aufwärmen (ein Zubereitungstag)

	SAMSTAG	SONNTAG	MONTAG	DIENSTAG	MITT-WOCH	DON-NERSTAG	FREITAG
To-do	Planung Einkauf	Zuberei-tung					
1. Mahlzeit							
2. Mahlzeit			Möhren-Nudeln mit Kabeljau und Pesto	Salat mit Ei	Kartoffel-Gemüse-Curry	Couscous mit Möh-ren und Currysoße	Schwarz-wurzel-suppe und Pesto
3. Mahlzeit							

5. Wochenplan Spätsommer: Fortgeschritten; mit Aufwärmen (ein Zubereitungstag)

	SONNTAG	MONTAG	DIENSTAG	MITT-WOCH	DON-NERSTAG	FREITAG	SAMSTAG
To-do	Planung	Einkauf und Zube-reitung					
1. Mahlzeit			Bananen-brot mit Obst	vegetari-scher Auf-strich aufs Brot	2 Eierku-chen mit Obst (süß)	Hafer-Obst-Drink	vegetari-scher Auf-strich aufs Brot
2. Mahlzeit			Linsen-Kokos-Suppe	2 Eierku-chenwraps mit Tzaziki (herzhaft)	Gefüllte Paprika-schoten mit Tzaziki	Linsen-Kokos-Suppe	Tomaten-suppe
3. Mahlzeit							

Ein paar Ideen ...

Neben den Ideen zum „meal prep" können Sie weitere Zeit- und Energiesparhinweise in Ihre Wochenpläne einbauen oder sich von den folgenden Tipps inspirieren lassen.

- Naturbelassenes Tiefkühlobst und -gemüse lässt sich ohne Schnibbelarbeit gut einplanen. Tiefkühlgemüse eignet sich für: Eintöpfe, Gemüsepfanne, Aufläufe; Tiefkühlobst für Obstdrinks, Haferbrei mit Obst, Obstpüree usw.

> **! ACHTUNG**
>
> TK-Obst kann für viele Gerichte anstelle von frischem Obst verwendet werden. TK-Obst sollte allerdings vor der Verwendung durcherhitzt werden, um mögliche Keime abzutöten.

- Falls Sie Brot oder Brötchen backen, bereiten Sie gleich die doppelte Menge zu und frieren Sie eine Portion für später ein.
- Einmal den Bäckerbesuch geplant, können mehrere Brote oder Brötchen gekauft und anschließend eingefroren werden, wenn ausreichend Platz im Gefriergerät vorhanden ist.
- Wenn Eier gekocht werden, gleich an die kommenden Tage denken und gegebenenfalls für einen herzhaften Snack ein oder zwei Eier mehr kochen.
- Bei der Zubereitung von Salat geben Sie das Dressing nicht auf die gesamte Salatmenge. Bleibt etwas übrig, eignet sich der Salat pur am nächsten Tag noch zum Mitnehmen. Das Dressing wird dann separat dazu gepackt und beides erst kurz vor dem Verzehr gemischt.

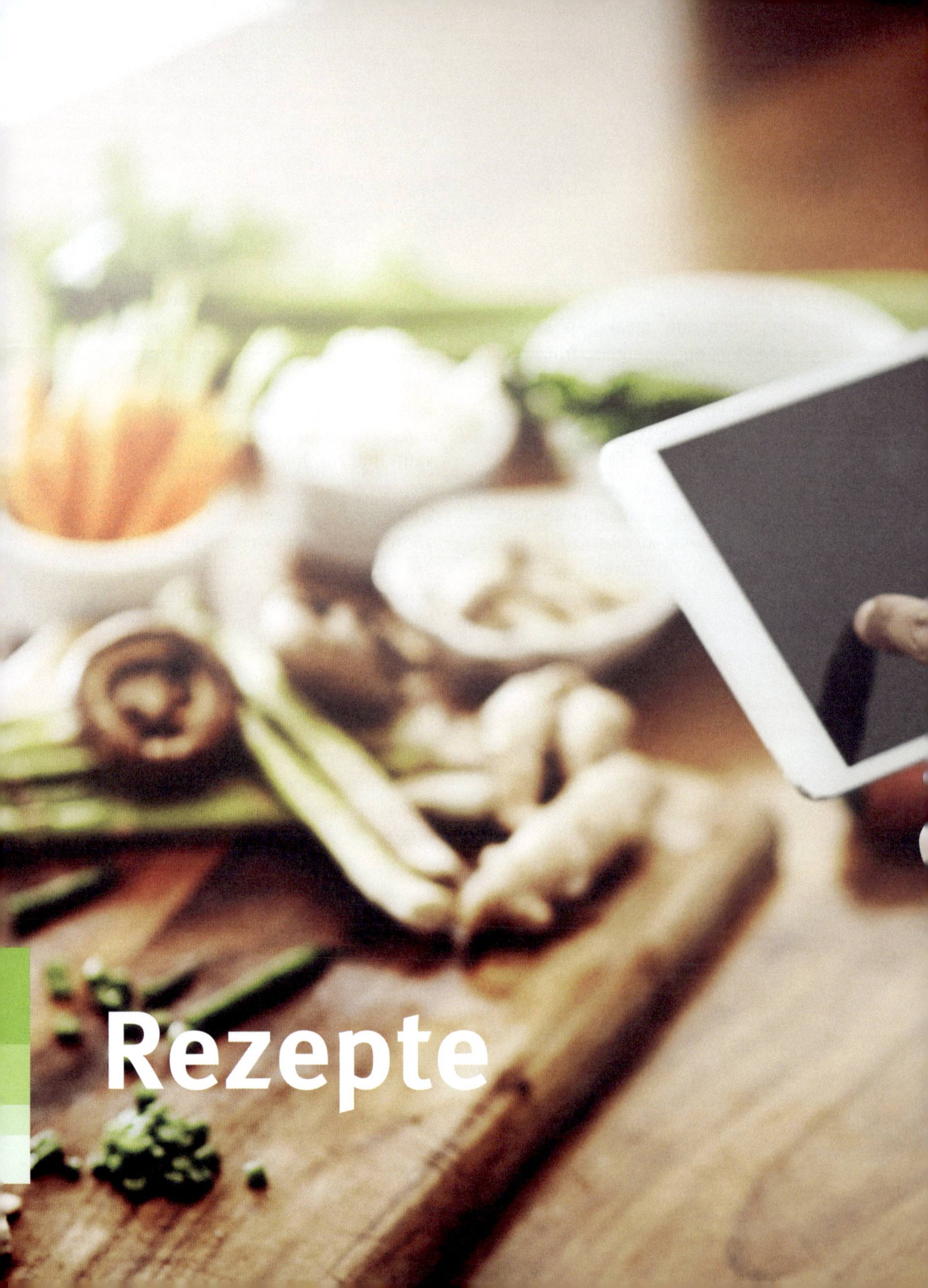

Rezepte

Die Rezepte in diesem Buch sind erprobt, leicht nachzukochen und eignen sich für eine ausgewogene Ernährung, egal ob Sie Arthrose haben oder nicht. Viele der Rezeptvorschläge verwenden pflanzliche Alternativen zu Milch und Milchprodukten. Hier finden Sie wichtige Angaben zur Zubereitung:

- → Wenn nicht anders angegeben, sind die Rezepte für **2 Personen** berechnet, sonst werden Portionszahlen genannt.
- → Der **Energiegehalt** und die **Nährwertangaben** der Rezepte sind **pro Portion** berechnet.
- → Für die Zubereitung im Ofen empfehlen wir energiesparendes **Backen oder Garen mit Umluft** ohne Vorheizen.
- → **Meal Prepping:** In den Wochenplänen (→ Seite 114) finden Sie jahreszeitlich geordnet viele Ideen, mit denen Sie Ihre Zubereitungstage gestalten können.
- → Stolpern Sie bei einem Rezept über eine unbeliebte Zutat, tauschen Sie sie nach Belieben und dem saisonalen Angebot entsprechend aus.
- → Um Heißhungerattacken zu vermeiden, sollten Sie Zwischenmahlzeiten einplanen. Ideen dazu finden Sie im Rezeptteil „Süßes“. Auch eine Handvoll Nüsse oder eine Portion Obst oder Gemüse können hier weiterhelfen.

GUT ZU WISSEN

Infos über Nährwerte, Zutaten und Maßeinheiten

Die Maßeinheiten werden in den Zutatenlisten wie folgt abgekürzt:

TL Teelöffel	l Liter
EL Esslöffel	Pk. Päckchen
g Gramm	Msp. Messerspitze
kg Kilogramm	Tr. Tropfen
ml Milliliter	St. Stück

Gelegentlich sind die kleineren Mengen in Teelöffel- und Esslöffel-Einheiten angegeben. Das Volumen beträgt beim Teelöffel ungefähr 5 ml, beim Esslöffel sind es 15 ml. Löffelmaße werden in Gramm so berechnet:

	1 Teelöffel (TL) in g	1 Esslöffel (EL) in g
Backpulver	3	10
Butter oder Margarine	5	10
Essig	5	10
Honig	6	20
Joghurt	-	17
Kräuter	2	5
Mayonnaise	-	15
Mehl	5	10
Milch	-	15
Nüsse	5	10
Öl	4	12
Pulvergewürze (z. B. Curry)	4	10
Quark	10	25
Sahne, flüssig	-	10
Salz	5	15
Senf	5	15
Sojasoße	5	15
Tomatenmark	5	15
Zitronensaft	5	15
Zucker	5	15

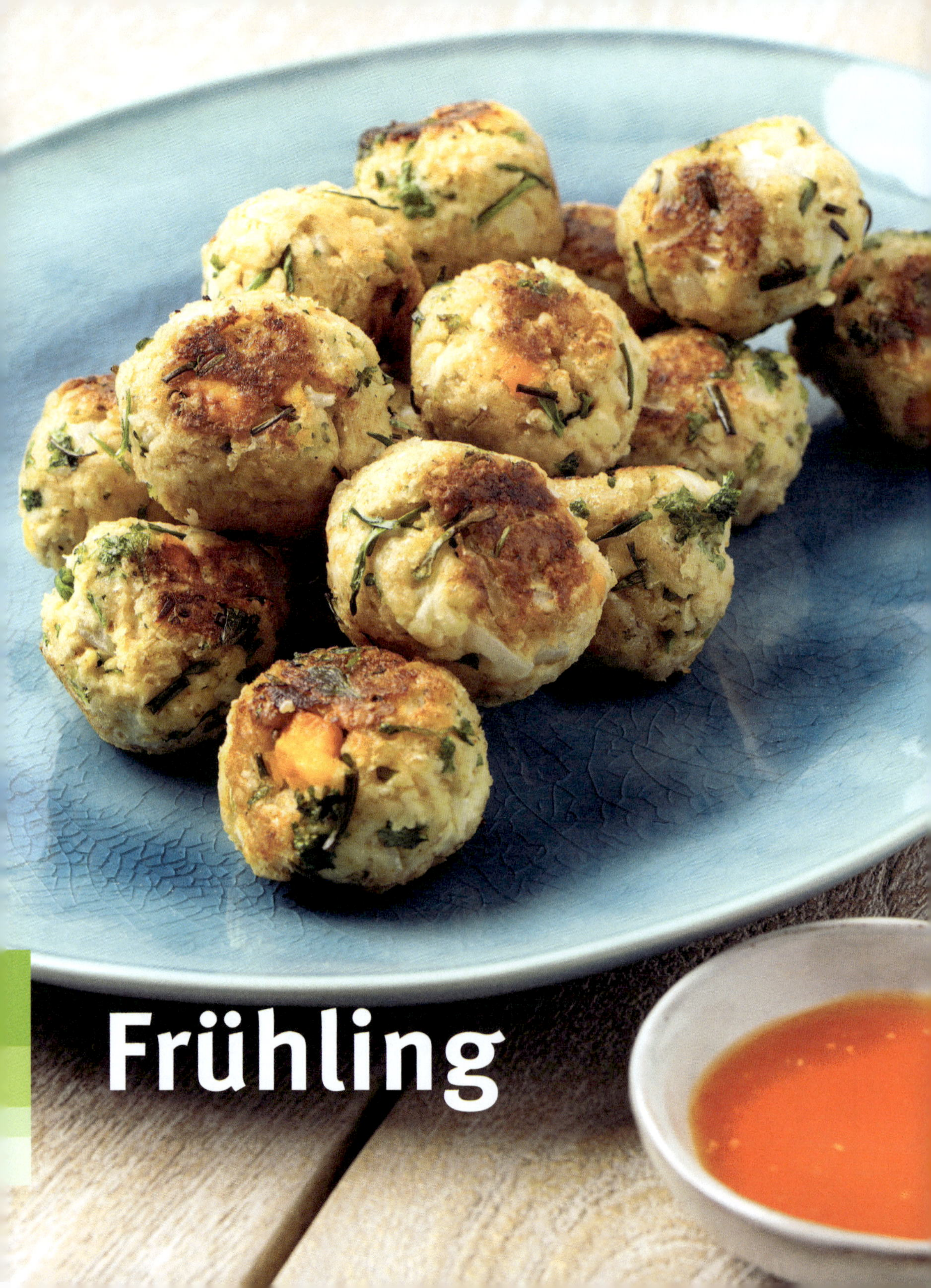

Frühling

Veggiebällchen

Ergibt 6 Portionen

125 g gemischtes Gemüse ohne Butter o. ä. Zusätze (tiefgekühlt)
125 g zarte Haferflocken
125 g kernige Haferflocken
100 ml kochendes Wasser
1 mittelgroße Zwiebel
250 g Magerquark
Paprikapulver, edelsüß
Jodsalz, Pfeffer
4–5 EL Kräuter (nach Belieben, tiefgekühlt oder frisch)
1 EL Weißweinessig
2 EL Rapsöl zum Braten

1. Gemüsemischung auftauen lassen und mit einem großen Messer etwas klein hacken. Zum Auftauen kann auch die Mikrowelle genutzt werden (Einstellung je nach Gerätetyp beachten); das Auftauwasser abgießen.
2. Zarte und kernige Haferflocken in einer größeren Schüssel mischen und mit 100 ml kochendem Wasser aufgießen, die Zwiebel in feine Würfel schneiden.
3. Magerquark, Zwiebelwürfel und die Gemüsemischung zu den Haferflocken in die Schüssel geben und vermengen, bis eine homogene Masse entsteht
4. Die Masse mit Paprika, Salz, Pfeffer, Kräutern und 1 EL Weißweinessig abschmecken und ca. 10 bis 15 Minuten quellen lassen.
5. Dann aus der Masse kleine runde Bratlinge formen und in erhitztem Rapsöl bei mittlerer Hitze pro Seite 4 bis 5 Minuten braten.

→ TIPP

Die Veggiebällchen passen gut zu einem Salat oder sind ein herzhafter Zwischensnack für unterwegs.

Nährwerte pro Portion:
Energie 119 kcal Eiweiß 5 g Fett 5 g
Kohlenhydrate 14 g Ballaststoffe 2 g

Cashew-Couscous

250 ml Gemüsebrühe
175 g Couscous
80 g Cashewkerne
1 Prise Jodsalz
1 Prise Kreuzkümmel

1. Die Gemüsebrühe aufkochen, den Couscous mit der kochenden Gemüsebrühe übergießen, Salz und Kreuzkümmel dazugeben, einmal umrühren und 10 Minuten quellen lassen.
2. Währenddessen die Cashewkerne in einer beschichteten Pfanne hellbraun anrösten.
3. Den Couscous nach 10 Minuten einmal umrühren und anschließend die Cashewkerne unterheben.
4. Dazu passt Ofengemüse (→ Seite 142).

→ TIPP

Der Couscous hält sich im Kühlschrank ca. 3 Tage. Couscous ist eine nahrhafte Beilage und passt zu vielen Gerichten.

Energie 276 kcal Eiweiß 9,4 g Fett 10,5 g
Kohlenhydrate 34,5 g Ballaststoffe 3,4 g

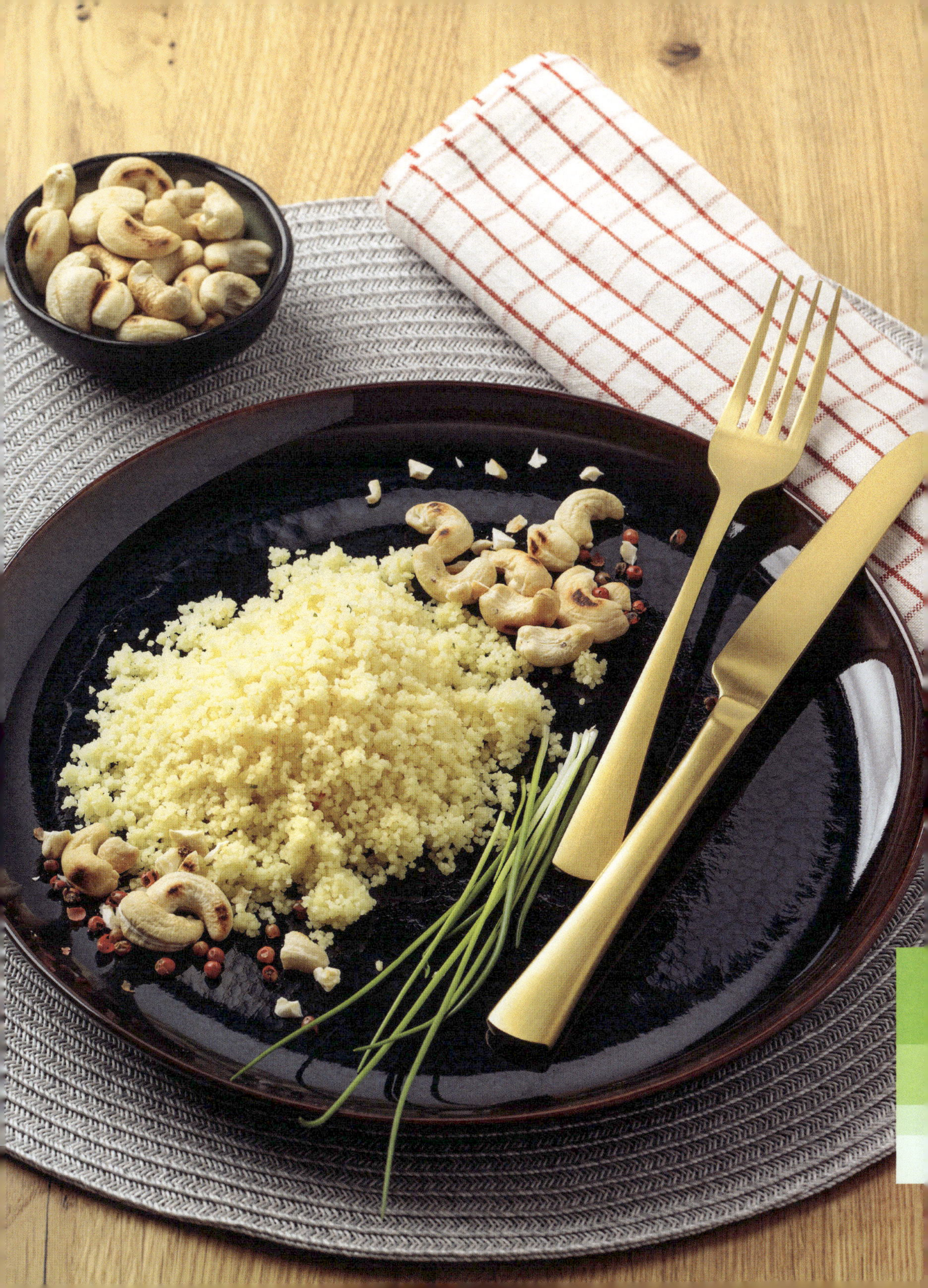

Petersilien-Walnuss-Pesto

Ergibt ca. 20 EL Pesto

2 große Bund glatte Petersilie
100 g Walnusskerne
1 Knoblauchzehe
150 ml Olivenöl
100 g Parmesan, frisch gerieben
Jodsalz, Pfeffer
Saft einer ½ Zitrone, frisch gepresst
Für die Zubereitung wird ein Hochleistungsmixer oder leistungsstarker Pürierstab empfohlen.

1. Petersilie waschen und trocken schütteln. Die starken Stielteile entfernen und die Petersilienblätter in einer Salatschleuder trocken schleudern oder in einem sauberen Handtuch/Geschirrtuch trocken tupfen.
2. Die Walnusskerne in einer Pfanne ohne Fett kurz anrösten, die Knoblauchzehe schälen und vierteln.
3. Knoblauch, Walnusskerne und Petersilie in den Mixer geben und auf höchster Stufe fein pürieren. Anschließend Parmesan, eine Prise Pfeffer und Salz dazugeben und alles weiter durchmixen. Zum Schluss den Zitronensaft hineingießen.
4. Das Olivenöl nach und nach zugeben, um die gewünschte Konsistenz zu erreichen. Mehr Olivenöl bedeutet eine cremigere und flüssigere Konsistenz, aber auch mehr Kalorien.

→ TIPP

Die Stiele der Petersilie können in einem Gefäß oder Tütchen eingefroren werden, um sie später für eine selbst gemachte Gemüsebrühe mit auszukochen.

→ HALTBARKEIT

Das Pesto hält sich in einem gut verschlossenen Gefäß ca. 10 Tage. Nach dem Abfüllen eine hauchdünne Schicht Olivenöl darauf geben, damit es oben nicht trocken wird. Vor der Verwendung gut unterrühren.

Nährwerte pro 1 EL Pesto:
Energie 126 kcal Eiweiß 2,4 g Fett 12,9 g
Kohlenhydrate 0,5 g Ballaststoffe 0,28 g

Eierkuchen

Ergibt 6 Eierkuchen

350 ml Haferdrink (ungesüßt)
2 Eier
200 g Dinkelmehl/Dinkelvollkornmehl
1 Msp. Backpulver
1–3 EL kohlensäurehaltiges Mineralwasser
2 EL Rapsöl zum Braten

1. Haferdrink und Eier verquirlen, Mehl und Backpulver dazugeben und so lange verrühren, bis der Teig kleine Bläschen bekommt. Es sollte eine glatte, flüssige Masse entstanden sein.
2. Nun das Mineralwasser nach und nach hinzugeben und unterrühren, sodass der Teig eine zähflüssige Konsistenz bekommt. Den Teig ca. 10 Minuten ruhen lassen.
3. Ein wenig Rapsöl in einer Pfanne erhitzen und so viel Teig hineingeben, dass der Pfannenboden dünn bedeckt ist. Nun alle Pfannkuchen goldbraun backen.

→ TIPP Eierkuchenwraps

Da der Teig ohne Zucker auskommt, kann der Eierkuchen später mit Quark, Frischkäse, Hummus oder selbst gemachtem vegetarischen Aufstrich (→ Seite 163*) bestrichen oder mit Salat nach Belieben gefüllt werden Gefüllten Eierkuchen in Frischhaltefolie oder Backpapier rollen und kühlen, bis sie verzehrt werden. Bereits mit Salat befüllte Eierkuchen lassen sich maximal einen Tag lagern.*

Eierkuchen lassen sich auch als süßen Nachmittagssnack oder Frühstück mit Apfelmark oder Obst einplanen.

Nährwerte pro Eierkuchen:
Energie 165 kcal Eiweiß 6,8 g Fett 3,3 g
Kohlenhydrate 26,2 g Ballaststoffe 2 g

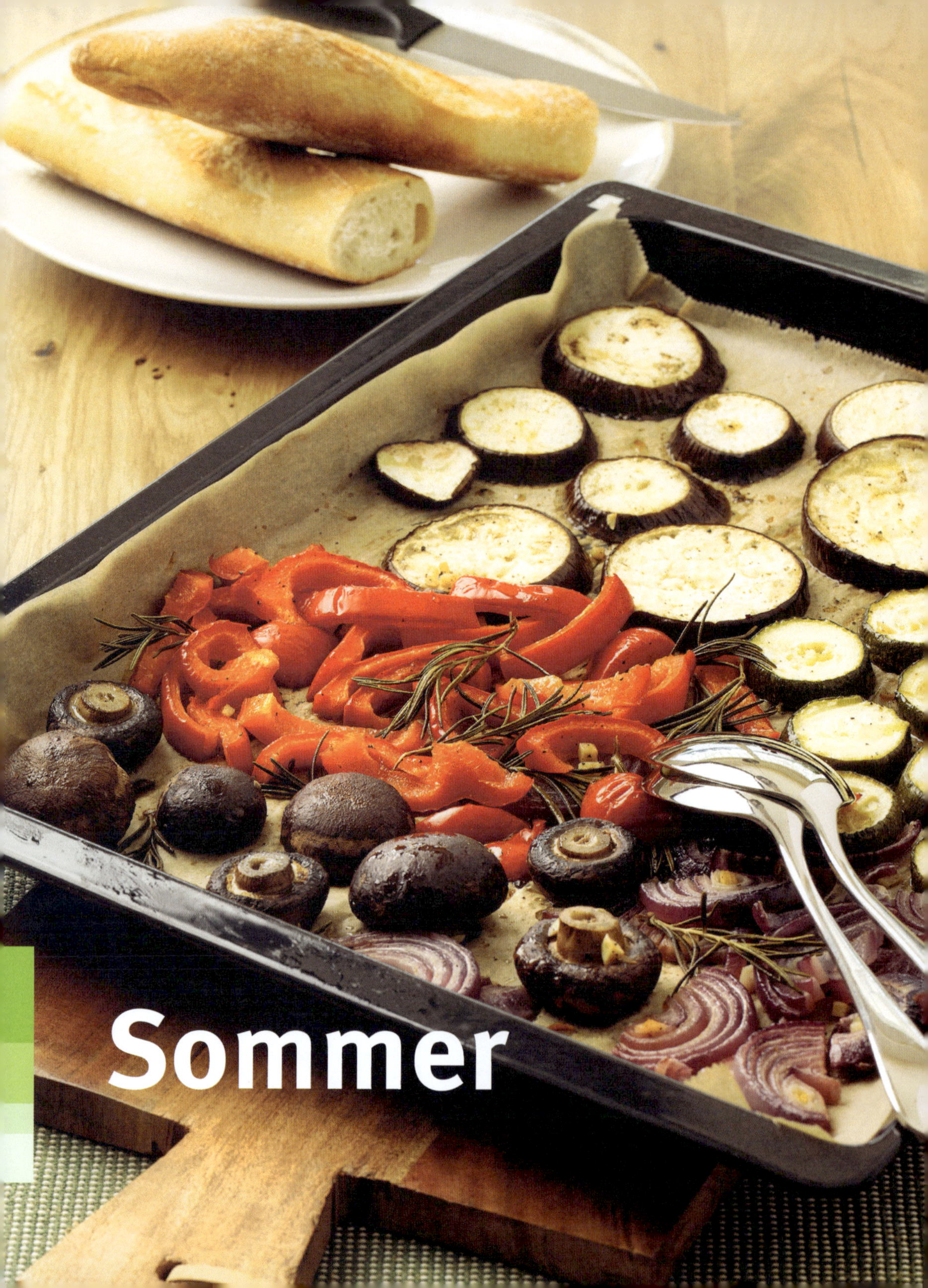

Sommer

Antipasti aus dem Ofen

1 Paprika
1 kleine Aubergine
1 kleine Zucchini
Jodsalz
200 g Champignons
1 rote Zwiebel
2 Knoblauchzehen
3 EL Olivenöl
2 EL weißer Balsamico
1 Zweig Rosmarin (zerteilt)
Pfeffer
Backpapier

1. Aubergine und Zucchini waschen und in 1 cm dicke Scheiben schneiden. Die Scheiben auf einem sauberen Küchentuch oder einem Teller auslegen und jede Scheibe mit Salz bestreuen. Die Oberseite nach 10 Minuten abtupfen und mit der anderen Seite ebenso verfahren. Ein Backblech mit Backpapier vorbereiten.
2. Die Paprika waschen, entkernen und in 1 cm dicke Stifte, die Zwiebel schälen und in beliebig große Scheiben, Ringe oder Spalten schneiden, auch hier gilt maximal 1 cm dick. Die Champignons mit einer Gemüsebürste vorsichtig abbürsten und das Ende des Stiels abschneiden. Die Knoblauchzehen schälen und fein hacken, den Rosmarinzweig waschen.
3. Das Olivenöl mit Knoblauch, Salz, Pfeffer, Essig und dem Rosmarin mit dem Gemüse vermengen und auf dem Blech für 25 bis 30 Minuten bei 180 °C Ober-/Unterhitze im Ofen backen.
4. Wer es etwas säuerlicher mag, kann die lauwarm abgekühlte Antipasti vorsichtig nochmals mit Balsamicoessig beträufeln.

→ TIPP

In einer luftdicht verschlossenen Dose sind die Antipasti maximal 5 Tage im Kühlschrank haltbar.

Energie 129,5 kcal Eiweiß 4,5 g Fett 8 g
Kohlenhydrate 7,5 g Ballaststoffe 4,1 g

Bunter Salat mit Honig-Senf-Dressing

Für den Salat
2 Handvoll Salat (Rucola, Feldsalat, junger Spinat)
2 große Tomaten
300 g Salatgurke
1 mittelgroße Möhre
Nach Geschmack:
10 Oliven
Für das Dressing
1 ½ TL mittelscharfer Senf
1 EL Honig
1 EL Olivenöl
1 TL Weißweinessig
Pfeffer, Jodsalz

1. Alle Salatzutaten waschen. Salat abtropfen, trockenschleudern, auslesen und in mundgerechte Teile zupfen. Tomaten vom grünen Stielansatz befreien und in Würfel schneiden. Salatgurke ebenfalls in kleine Würfel schneiden. Möhre nach Bedarf schälen, anschließend raspeln.
2. Die Dressingzutaten gut verquirlen und mit Pfeffer und Salz abschmecken. Die Oliven über den fertigen Salat geben.

→ TIPP

Dressing und Salat getrennt voneinander aufbewahren. Damit ist der Salat portionsweise ca. zwei Tage in einem verschlossenen Gefäß haltbar.
Überlegen Sie, ob der Salat als Hauptmahlzeit oder Vorspeise dienen soll, wenn Sie ihn portionieren und Beilagen auswählen. Für unterwegs passen ein belegtes Brot oder gekochte Eier dazu.
Schichten Sie Gemüse, das viel Flüssigkeit abgibt, unten in die Aufbewahrungsbox, damit der Salat frisch und knackig bleibt. Bei diesem Rezept sollten Sie von unten nach oben geschichtet beginnen mit geraspelter Möhre, dann Tomate, Gurke, Olive und Salatblätter.

Energie 90 kcal Eiweiß 1,4 g Fett 4,5 g
Kohlenhydrate 8 g Ballaststoffe 2,2 g

Kichererbsensalat

Für das Blech
300 g Kichererbsen (Glas/Dose)
1 Paprikaschote, rot oder grün
1 EL Rapsöl
1 Prise Kreuzkümmel
Jodsalz, Pfeffer
Für den Salat
200 g Tomaten
½ Gurke
1 Möhre
½ Bund Petersilie
Für das Dressing
2 EL Rapsöl
1 EL Honig oder Rübenkraut
Saft einer ½ Zitrone, frisch gepresst
1 TL gelbes Currypulver
1 Prise Kreuzkümmel
Paprika edelsüß
Backpapier

1. Die Kichererbsen in ein Sieb abgießen und dabei das Abtropfwasser auffangen. Die Paprika waschen, den grünen Stielansatz und die Kerne entfernen und anschließend in mundgerechte Würfel schneiden. Ein Backblech mit Backpapier versehen.
2. Kichererbsen und Paprika in einer Schüssel mit Öl, Pfeffer, Kreuzkümmel und Salz vermengen. Auf dem Backblech verteilen und für ca. 30 Minuten bei 180 °C Umluft backen, bis die Paprika weich geworden ist.
3. Während es im Ofen brutzelt, Tomaten, Gurke, Möhre und Petersilie waschen. Petersilie zum Abtropfen zur Seite legen. Tomate, Gurke und Möhre in kleine Würfel schneiden und in die vorher verwendete Schüssel geben. Petersilie trocken tupfen und fein hacken.
4. Das Blech aus dem Ofen nehmen und alles abkühlen lassen. Für das Dressing Rapsöl, Honig, Zitronensaft, Currypulver, Kreuzkümmel und Paprikapulver mischen.
5. Sobald Paprika und die Kichererbsen abgekühlt sind, alle Zutaten vermengen und mit Pfeffer und Salz nach Geschmack würzen.

→ TIPP
Mit dem Abtropfwasser der Kichererbsen können Sie das Schokoladenmousse (→ Seite 167) zubereiten.

Energie 210 kcal Eiweiß 6,75 g Fett 10 g
Kohlenhydrate 20 g Ballaststoffe 5,9 g

Ofengemüse

1 rote Zwiebel
2 Knoblauchzehen
1 rote Paprika
1 kleine Zucchini
300 g Kartoffeln
1 große Möhre
2 EL Olivenöl
½ Bio-Zitrone
Pfeffer, Jodsalz, Rosmarin- oder Oreganozweige
Backpapier

1. Ein Backblech mit Backpapier auslegen. Die Zwiebel schälen, halbieren und in mundgerechte Halbringe schneiden. Knoblauch ebenfalls schälen und in feine Scheiben schneiden oder hacken, je nach Vorliebe.
2. Paprika und Zucchini waschen, Kartoffeln und Möhre waschen, schälen und alles in mundgerechte Stücke schneiden. Zitrone heiß abwaschen und die Hälfte in Scheiben schneiden.
3. Alles auf das vorbereitete Backblech geben und mit Olivenöl, Pfeffer, Salz und den Kräuterzweigen liebevoll vermengen, sodass alle Zutaten gleichmäßig Olivenöl und Gewürze abbekommen.
4. Nun kommt das Backblech bei 180°C Ober-/Unterhitze für ca. 35 Minuten in den Ofen.

→ TIPP

Als Dip dazu eignet sich Zitronenjoghurt (→ Seite 144) hervorragend – und die andere Zitronenhälfte ist auch direkt verarbeitet.

Energie 129 kcal Eiweiß 4,5 g Fett 8 g
Kohlenhydrate 7,5 g Ballaststoffe 4,2 g

Tzaziki-Dip

150 g Gurke
250 g Magerquark
1 EL Leinöl
1 TL Zitronensaft
Pfeffer, Jodsalz, gemahlener Koriander, Dill
1 Knoblauchzehe
Frisches Geschirrtuch

1. Gurke waschen, halbieren und entkernen. Die Gurke nun grob reiben. Die Gurkenraspel in ein frisches Geschirrtuch legen und fest ausdrücken.
2. Knoblauch schälen und pressen oder ganz fein hacken.
3. Gurke, Knoblauch, Quark, Leinöl und Zitronensaft in einer Schüssel miteinander verrühren und das Tzaziki mit Kräutern und Gewürzen abschmecken.

→ TIPPS

Schmeckt gut als Brotbelag, als Dip zu Rohkost, Beilage zum Ofengemüse usw.
Mit dem aufgefangenen Gurkenwasser haben Sie eine gute Grundlage für eine selbst gemachte Limonade.

ACHTUNG

Leinöl hat im Vergleich zu anderen Ölen eine sehr kurze Haltbarkeit. Mehr dazu siehe unter www.verbraucherzentrale.de/node/388111

Energie 84,5 kcal Eiweiß 8,5 g Fett 4 g
Kohlenhydrate 2,5 g Ballaststoffe 0,4 g

Zitronenjoghurt

500 g Naturjoghurt,
1,5 % Fett
1 Bio-Zitrone
Jodsalz, gemahlener
Pfeffer

1. Zitrone heiß waschen und die Zitronenschale abreiben (nur die gelbe Schicht), dann in Hälften teilen und auspressen.
2. Zitronenschale und 1–2 EL Zitronensaft mit dem Joghurt verrühren.
3. Nach Geschmack mit wenig Salz und Pfeffer abschmecken.

→ **TIPPS**

Wenn Sie einen intensiven Zitronengeschmack mögen, können Sie zusätzlich die Schale einer zweiten Zitrone mit dazugeben.
Der Dip passt zu Ofengemüse oder auch statt Joghurt zum Frühstücksmüsli.

Energie 64 kcal Eiweiß 4,5 g Fett 2 g
Kohlenhydrate 6 g Ballaststoffe 0 g

Kalte Gurkensuppe

1 Salatgurke
1 Knoblauchzehe
500 g Naturjoghurt, 1,5 % Fett
150 ml Buttermilch
1-2 EL Zitronensaft
1 Bund frischer Dill
Jodsalz, weißer Pfeffer

1. Die Salatgurke waschen, von den Enden befreien und grob raspeln. Dill waschen, trocken tupfen und von größeren Stielen befreien. Den Knoblauch schälen und fein hacken oder in einer Knoblauchpresse zerkleinern.
2. Joghurt, Buttermilch, Knoblauch, Dill und 1 EL Zitronensaft mit dem Pürierstab mixen und anschließend die Gurkenraspel dazugeben. Wer eine glatte Suppe möchte, kann die Gurkenraspel auch mit pürieren. Alles mit Pfeffer, Salz und Zitronensaft abschmecken.

→ TIPP

Im Sommer super erfrischend. Diese Suppe passt perfekt zu einem heißen Sommertag.

Energie 91 kcal Eiweiß 6,4 g Fett 2,5 g
Kohlenhydrate 9 g Ballaststoffe 0,9 g

Gefüllte Paprika

Für die Paprikaschoten:
50 g Vollkornreis
1–2 Paprikaschoten
½ Möhre
½ Zwiebel
70 g Champignons
1 EL Rapsöl
1 TL Tomatenmark
Für die helle Soße:
80 ml Gemüsebrühe
2 EL Butter oder Margarine
2 EL Dinkelmehl (Typ 630)
60 ml vegane Kochcreme
1 EL Zitronensaft
Muskat, gemahlener Kümmel, Pfeffer, Jodsalz, Paprika edelsüß
Für die Tomatensoße:
2 Kellen Tomatensuppe (Rezept → Seite 156) oder 400 ml passierte Tomaten

1. Den Reis nach Packungsanleitung zubereiten
2. Paprikaschote waschen, längs halbieren, Kerne und grünen Stielansatz entfernen. Möhre waschen und ggf. schälen, Zwiebel schälen und beides fein würfeln. Champignons ebenfalls kurz abbürsten und in kleine Würfel schneiden.
3. Rapsöl in einer Pfanne erhitzen. Zwiebeln, Tomatenmark und Möhren darin anschwitzen und nach 2 Minuten die Champignons dazugeben.
4. Alles auf kleiner Hitze 5 Minuten anbraten und währenddessen mit Pfeffer und Salz würzen.
5. Herdplatte ausschalten und die Masse zur Seite stellen.
6. Für die helle Soße die Gemüsebrühe griffbereit stellen.
7. Butter in einem kleinen Topf schmelzen (nicht bräunen), dann das Mehl einstreuen. Auf kleiner Hitze kräftig rühren. Sobald es eine glatte Masse geworden ist, kurz vom Herd nehmen.
8. Dann die Gemüsebrühe aufgießen und weiter kräftig rühren, damit keine Klumpen entstehen.
9. Ist wieder eine glatte Masse entstanden, die Kochcreme dazugeben, aufkochen lassen, mit Zitronensaft und den Gewürzen abschmecken.
10. Gegarten Reis und Gemüsepfanne mischen, die helle Soße unterheben. Alles abschmecken und nach Geschmack nachwürzen.
11. Füllung in die Paprikahälften geben. Einen ausreichend großen Topf wählen, in dem beide Hälften nebeneinander Platz haben. Die Kellen Tomatensoße oder passierte Tomate hineingeben und die Paprika-

hälften mit der Füllungsseite nach oben vorsichtig hineinsetzen.

12. Topf mit Deckel auf kleiner Stufe ca. 20–25 Minuten minimal köcheln lassen

→ TIPPS

Sollte der Backofen sowieso in Gebrauch sein, können Sie die Schoten auch dort in einer feuerfesten Form garen (max. 180° auf mittlerer Schiene, sonst werden die Paprika schnell schwarz).
Je nach Größe der Paprikaschote kann die Füllung üppig oder weniger üppig ausfallen. Sollte Füllung übrigbleiben, können Sie sie für eine andere Mahlzeit oder direkt als zusätzliche Beilage zur Paprikaschote einplanen.

→ HALTBARKEIT

Paprikaschoten abkühlen lassen, in einem verschlossenen Gefäß sind sie im Kühlschrank ca. 2–3 Tage haltbar. Einfrieren ist auch möglich.

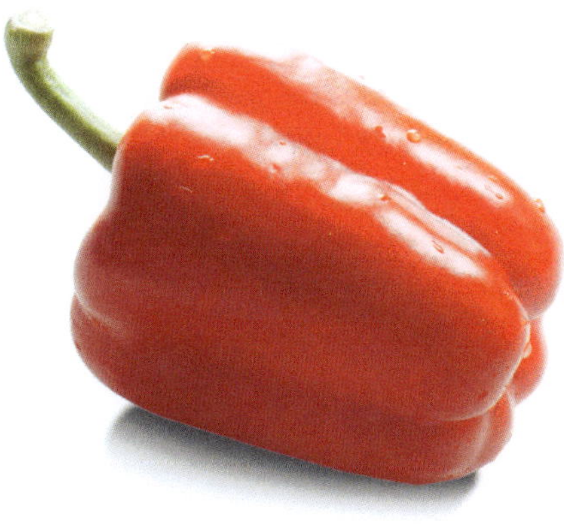

Energie 367,5 kcal Eiweiß 7,8 g Fett 18 g
Kohlenhydrate 39 g Ballaststoffe 6,2 g

Glasnudelsalat

Ergibt 6–8 Portionen

100 g Glasnudeln
½ Bund Frühlingszwiebeln
100 g Champignons
3 große Möhren
250 g Tomaten
1 gelbe Paprika
1 Bund Petersilie
200 g Sojabohnenkeimlinge
200 g Thunfisch im eigenen Saft
2 EL Rapsöl
5–6 EL Sojasoße
Pfeffer, Chili, Knoblauch ...

1. Die Glasnudeln in einer Schüssel mit kochendem Wasser übergießen, bis sie ganz bedeckt sind; ca. 3 Minuten garziehen lassen und abgießen.
2. Das Gemüse putzen, waschen und klein würfeln, die Petersilie waschen, trocken schütteln und sehr fein schneiden, die Sojabohnenkeimlinge gründlich waschen.
3. Den Thunfisch abgießen und zusammen mit dem Gemüse zu den Nudeln in die Schüssel geben.
4. Aus Öl, Sojasoße und den Gewürzen ein Dressing mischen und unter den Salat heben.

Energie 84 kcal Eiweiß 5,5 g Fett 2,5 g
Kohlenhydrate 26,75 g Ballaststoffe 0,75 g

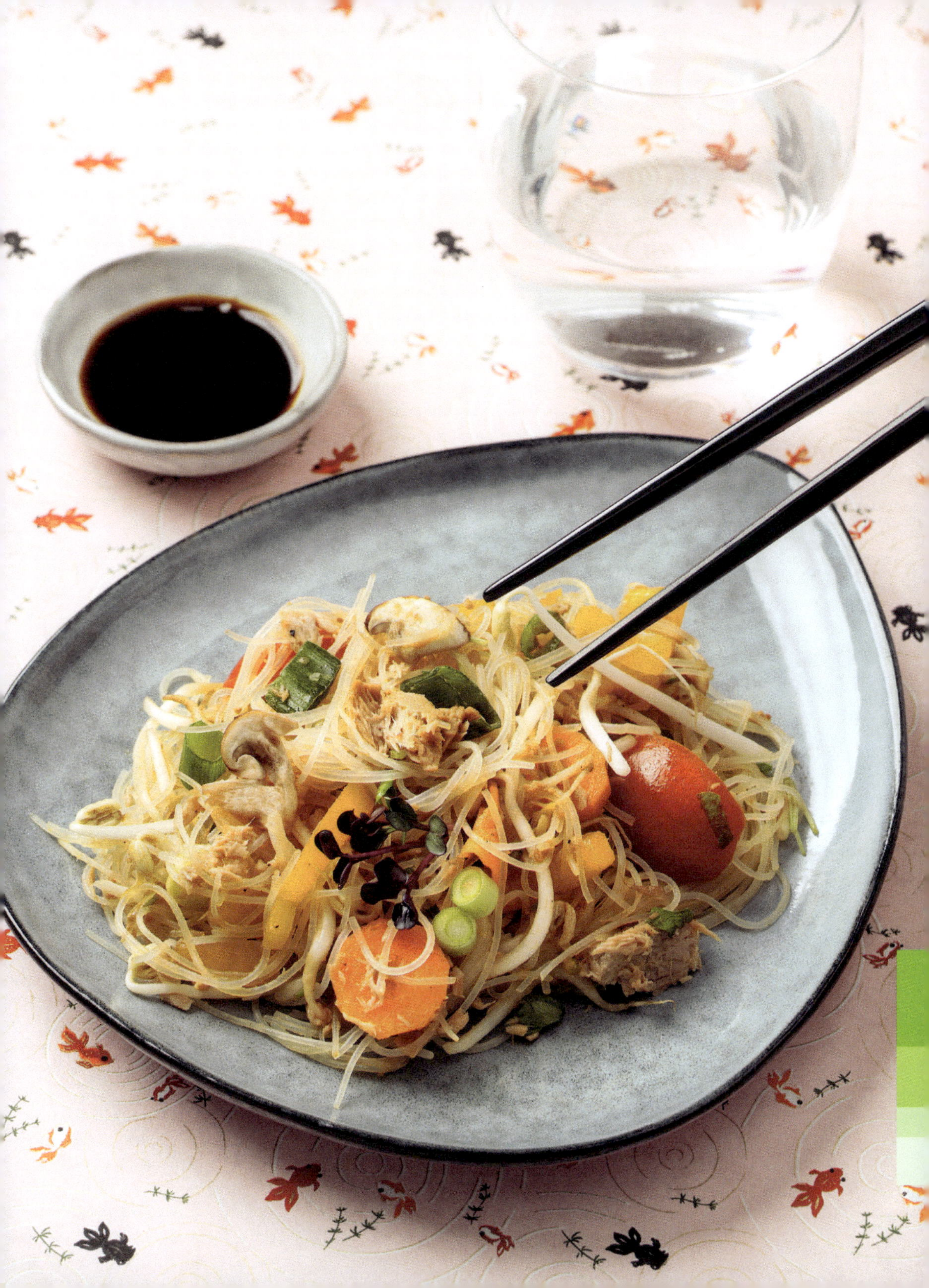

Herbst

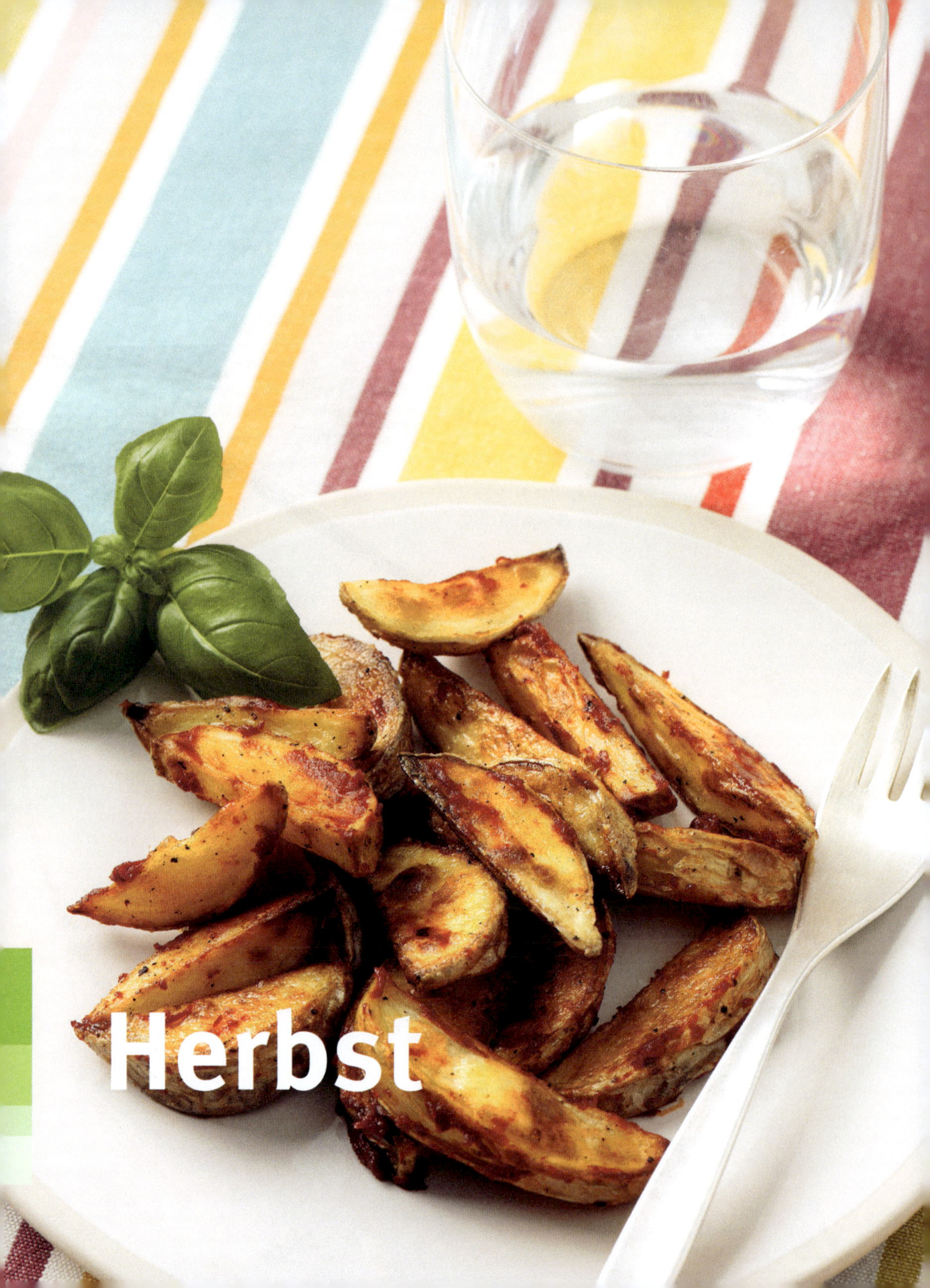

Tomatige Kartoffelecken

Für die Kartoffelecken:
500 g Kartoffeln, festkochend
2 EL Rapsöl
Pfeffer, Jodsalz
1 EL Speisestärke
Für die Tomatenmarkpaste:
1 EL Rapsöl
Paprika edelsüß, Chilipulver nach Geschmack
3 EL Tomatenmark
2 EL Zitronensaft, frisch gepresst

1. Kartoffeln waschen und in gleichgroße Spalten schneiden. Die Kartoffelspalten für 20 Minuten wässern, d h. vollständig bedeckt in kaltes Wasser legen.
2. Ein Backblech mit Backpapier auslegen.
3. Kartoffeln abgießen und gründlich trocken tupfen.
4. Kartoffelspalten mit 2 EL Rapsöl, Pfeffer und Salz gründlich mischen, anschließend die Stärke dazugeben und unterheben. Die Spalten gleichmäßig auf dem Backblech verteilen.
5. Backblech in den Ofen schieben. Auf der mittleren Schiene für insgesamt ca. 40–50 Minuten bei 190 °C Umluft backen. Alle 10 Minuten die Backofentür kurz öffnen, um etwas Feuchtigkeit entweichen zu lassen.
6. Während die Kartoffeln im Ofen sind, 1 EL Rapsöl in einer Pfanne auf mittlerer Stufe erhitzen. Darin Paprikapulver und gegebenenfalls Chili anschwitzen. Anschließend das Tomatenmark ebenfalls dazugeben und unter Rühren leicht anbräunen, zum Schluss mit dem Zitronensaft ablöschen und die Masse verrühren. Pfanne ausschalten.
7. Die fertigen Kartoffelspalten mit der Tomatenmarkpaste vermischen und mit Pfeffer und Salz abschmecken.

→ TIPP

Die Kartoffelecken passen zu Salat, Antipasti (→ Seite 139) oder Tzaziki (→ Seite 143).

Energie 119 kcal Eiweiß 1,4 g Fett 5 g
Kohlenhydrate 19,2 g Ballaststoffe 1 g

Würzige Kokos-Linsensuppe

1 kleine Zwiebel
1 kleine Knoblauchzehe
1 TL Rapsöl
Pfeffer
1 ½ TL gelbes Currypulver
Kreuzkümmel gemahlen,
Paprikapulver edelsüß
50 g Tomate (frisch)
80 g rote Linsen
80 g passierte Tomaten
100 ml Kokosmilch
360 ml Gemüsebrühe
1 TL Zitronensaft
frischer Koriander
Jodsalz

1. Zwiebeln und Knoblauch schälen und in feine Würfel schneiden.
2. Öl in einem Topf erhitzen und Pfeffer, Currypulver, Kreuzkümmel und Paprikapulver darin anrösten, bis es würzig riecht.
3. Zwiebel- und Knoblauchwürfel dazugeben und kurz glasig anschwitzen.
4. Tomate waschen, in kleine Würfel schneiden und auch in den Topf geben. Rote Linsen, passierte Tomate und Kokosmilch hinzufügen und gut umrühren. Mit der Gemüsebrühe aufgießen und die Suppe ca. 20 Minuten köcheln lassen.
5. Frischen Koriander waschen und hacken. Die Suppe mit Pfeffer, Salz und Zitronensaft abschmecken, nach Belieben pürieren und mit frischem Koriander servieren.

→ TIPPS

Dazu passen Garnelenspieße und Fladenbrotecken. Wenn es besonders schnell gehen soll, können ausschließlich stückige Tomaten aus der Dose verwendet werden.

Energie 113 kcal Eiweiß 8,2 g Fett 2,5 g
Kohlenhydrate 14 g Ballaststoffe 1,6 g

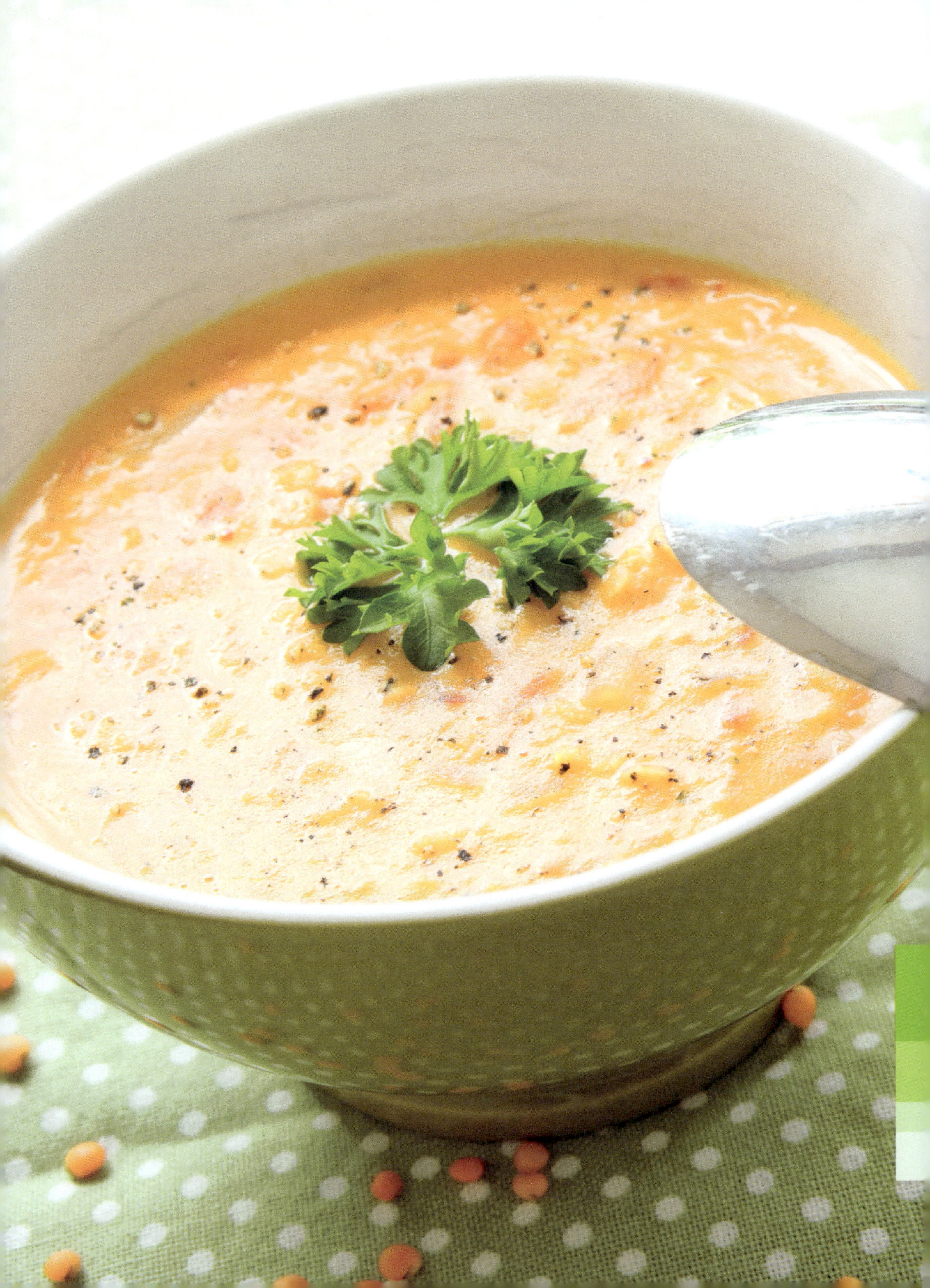

Möhrennudeln mit Kabeljau

500 g Möhren
2 Filets Kabeljau (natur), 150 g pro Portion
1 kleine Zwiebel
1 kleiner Brokkoli
½ Bio-Zitrone
Jodsalz, Pfeffer, gehackte Petersilie, Dill
100 ml Gemüsebrühe
4 EL Mandelblättchen
1 TL Rapsöl
3 EL Orangensaft
1 Bratschlauch

1. Möhren von den Enden befreien, waschen und schälen. Mit einem Sparschäler „bandnudel-ähnliche Streifen" herunterschälen. Nicht mehr schälbare Möhrenteile aufheben.
2. Leicht gesalzenes Wasser in einem Topf zum Kochen bringen und die Möhrennudeln darin 2 Minuten bissfest garen, anschließend abgießen und mit kaltem Wasser abschrecken. Möhrennudeln an die Seite stellen.
3. Kabeljaufilets abwaschen und trocken tupfen, den Bratschlauch bereitlegen. Zwiebel putzen und würfeln. Brokkoli waschen, vom Strunk befreien und die Röschen in mundgerechte Stücke schneiden. Die Möhrenreste ebenfalls in mundgerechte Stücke schneiden. Zitrone heiß abspülen und in Scheiben schneiden.
4. Bratschlauch an einem Ende zubinden, auf ein kaltes Backblech legen und Brokkoli, Möhrenreste und Zwiebeln hineingeben. Den Kabeljau salzen und pfeffern, die Kräuter nach Geschmack auf den Kabeljau geben und zum Schluss die Zitronenscheiben auf die Filets geben.
5. 100 ml Gemüsebrühe vorsichtig in den Bratschlauch gießen, zum Schluss die Filets hineingeben. Den Bratschlauch nun am anderen Ende zubinden. Die Filets benötigen ca. eine Faustbreite Luft nach oben zur Bratschlauchfolie. Die Folie oben leicht einritzen. Den Bratschlauch auf dem Backblech in den Ofen geben und bei 180 °C Umluft für 30–35 Minuten backen.

6. Währenddessen eine beschichtete Pfanne erhitzen und die Mandelblättchen darin leicht bräunen. Die Mandelblättchen aus der Pfanne nehmen. In der Pfanne nun das Rapsöl erhitzen, die Möhrennudeln hineingeben und nach kurzem Anschwitzen mit dem Orangensaft ablöschen. Die Pfanne vom Herd nehmen.

7. Kabeljau und Gemüse aus dem Bratschlauch auf einem Teller servieren, die Möhrennudeln dazu anrichten und zum Schluss die Mandelblättchen darüberstreuen.

→ ZEITSPARTIPPS:

1. *Es eignen sich auch mal Tiefkühlkräuter.*
2. *Ein paar Mandelblättchen mehr anrösten und für den Obstsalat oder Joghurt am nächsten Morgen nutzen.*
3. *Ein paar Möhrennudeln mehr herunterschälen und nach dem Kochen und Abschrecken für eine spätere Mahlzeit einfrieren.*

→ TIPP

Bei der Auswahl von Fisch ist einiges zu beachten. Hier finden Sie wichtige Informationen:
www.verbraucherzentrale.nrw/fischratgeber

Energie 139 kcal Eiweiß 16 g Fett 2 g
Kohlenhydrate 11 g Ballaststoffe 5,1 g

Tomatensuppe

1 Knoblauchzehe
½ Zwiebel
3 Tomaten (frisch)
1 TL Rapsöl
400 ml passierte Tomaten
½ TL Honig oder Zucker
Jodsalz, Pfeffer, getrockneter Rosmarin

1. Knoblauch und Zwiebel schälen und fein würfeln. Tomaten waschen, grünen Strunkansatz entfernen und in Würfel schneiden.
2. Rapsöl in einem Topf erhitzen, Zwiebel- und Knoblauchwürfel darin glasig/bräunlich anschwitzen.
3. Anschließend beide Tomatenzutaten und den Honig hinzugeben. Alles aufkochen lassen, mit den Gewürzen und Kräutern abschmecken und pürieren.

→ TIPP

Tomatensuppe, die nicht unmittelbar verwendet wird, kann heiß und auch portionsweise in ausgekochte Schraubgläser gefüllt und sofort verschlossen werden. Damit ist die Suppe ca. eine Woche gekühlt haltbar und kann portionsweise als Soße oder Tomatensuppe mitgenommen werden.

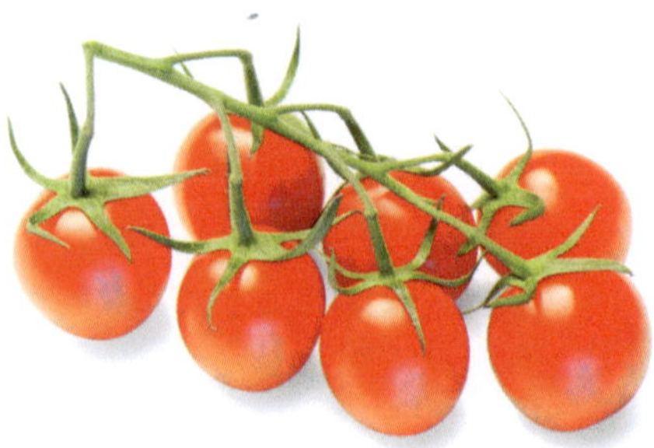

Energie 48 kcal Eiweiß 1,9 g Fett 1,5 g
Kohlenhydrate 5,5 g Ballaststoffe 0,75 g

Süßkartoffeltaler

Ergibt 4 Taler

1 Süßkartoffel
60 g Couscous
90 ml Gemüsebrühe
½ Zwiebel
1 Handvoll frische Petersilie
½ TL Speisestärke
1 EL Rapsöl
Jodsalz, Pfeffer, Paprika edelsüß
Backpapier

1. Ein Backblech mit Backpapier belegen. Süßkartoffel waschen und der Länge nach halbieren. Mit der Schnittseite nach oben zeigend auf das Backpapier legen und im Backofen ca. 50–55 Minuten bei 175 °C Umluft backen.
2. Währenddessen den Couscous in eine große Schüssel geben und mit der heißen Gemüsebrühe übergießen. Mit einem Löffel alles einmal umrühren und 10–15 Minuten quellen lassen.
3. Zwiebel schälen und fein würfeln. Petersilie waschen, abtrocknen und fein hacken.
4. Nun die Süßkartoffel aus dem Ofen holen und das Innere mit einem Esslöffel aus der Schale heben. Die Süßkartoffelmasse mit einer Gabel fein zerdrücken, alle Zutaten miteinander vermengen, die Speisestärke unterheben und mit den Gewürzen abschmecken.
5. Aus dieser Masse 4–5 Taler formen, Rapsöl in einer Pfanne erhitzen und die Taler von beiden Seiten knusprig bräunen.

Nährwerte pro Taler:
Energie 40 kcal Eiweiß 1 g Fett 1,5 g
Kohlenhydrate 5,5 g Ballaststoffe 1 g

Apfel-Sellerie-Suppe

300 g Sellerie
150 g Äpfel
400 ml Gemüsebrühe
½ Zwiebel
1 TL Rapsöl
1 EL Creme fraiche
1 TL Zitronensaft
1 TL Honig
Jodsalz, weißer Pfeffer, Muskat

1. Eine halbe Zwiebel schälen, den Sellerie halbieren und die Schale entfernen, die Äpfel waschen und entkernen. Alles in kleine Würfel schneiden.
2. Rapsöl in einem großen Topf erhitzen und die Zwiebel darin glasig andünsten.
3. Apfel- und Selleriewürfel dazugeben und kurz anschwitzen
4. Alles mit Gemüsebrühe aufgießen, etwas Pfeffer und Salz hinzugeben und mit geschlossenem Deckel ca. 30 Minuten auf mittlerer Hitze weich garen.
5. Mit dem Pürierstab alles fein pürieren (ggf. etwas Wasser zugeben, um die gewünschte Konsistenz zu erlangen)
6. Mit Creme fraiche, Honig, Zitronensaft und Gewürzen abschmecken.

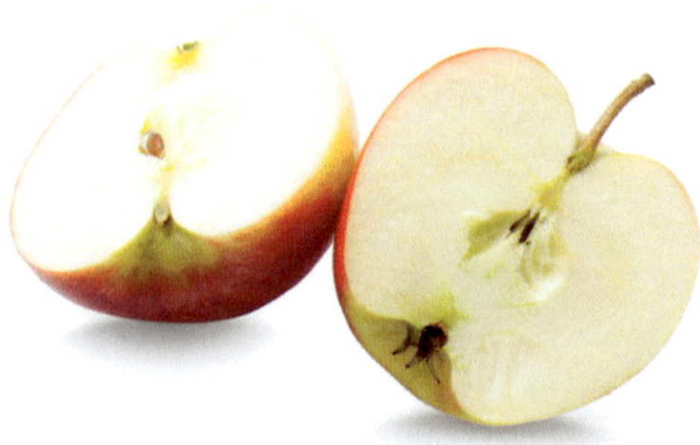

Energie 93 kcal Eiweiß 1,8 g Fett 4 g
Kohlenhydrate 10 g Ballaststoffe 10 g

Tomaten-Möhren-Aufstrich

Ergibt 8 Portionen á 70 g

2 mittelgroße Möhren
1 mittelgroße Zwiebel
180 g Tomatenmark
frische Chilischote(n), für alle, die es scharf mögen
100 g Feta
Kräutersalz
Kräuter der Provence oder italienische Kräuter

1. Die Möhren putzen, schälen und fein reiben, die Zwiebel schälen und sehr fein hacken.
2. Die geriebenen Möhren mit dem Tomatenmark (evtl. der klein geschnittenen Chilischote) und der gehackten Zwiebel vermischen.
3. Den Feta darüber reiben, mit einer Gabel untermischen.
4. Bei Bedarf mit Salz und Kräutern würzen.

Nährwerte pro Portion:
Energie 60 kcal Eiweiß 2,9 g Fett 3 g
Kohlenhydrate 4 g Ballaststoffe 1,7 g

Winter

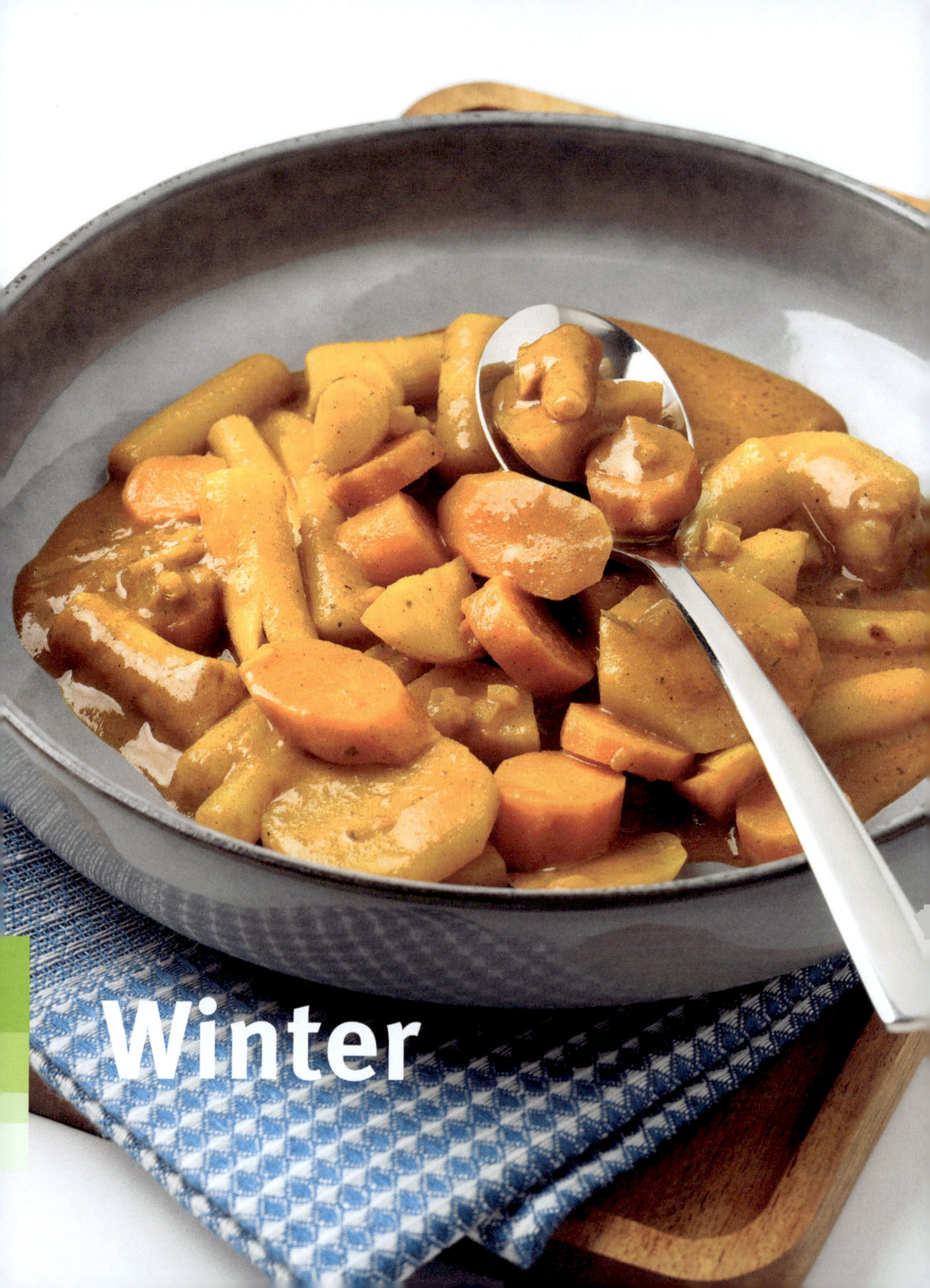

Kartoffel-Gemüse-Curry

Ergibt 4 Portionen

800 g Kartoffeln
600 g Möhren
1 Glas Schwarzwurzeln (Abtropfgewicht 320 g), alternativ 500 g frische Schwarzwurzeln
1 Knoblauchzehe
1 Zwiebel
1 Stück Ingwer, daumengroß
2 EL Rapsöl
1–2 EL Currypulver
1 Prise Kreuzkümmel
1 EL Tomatenmark
300 ml Gemüsebrühe
400 ml Kokosmilch
Pfeffer
Paprika scharf/edelsüß

1. Kartoffeln, Möhren waschen, schälen und in mundgerechte, möglichst gleich dicke Stücke schneiden, die Schwarzwurzeln abgießen. Wenn Sie frische Schwarzwurzeln verwenden wollen, sollten Sie beim Schälen und Kleinschneiden Handschuhe tragen.
2. Knoblauch, Zwiebel, Ingwer schälen und fein würfeln.
3. Rapsöl in einer entsprechend großen Pfanne erhitzen. Currypulver und Kreuzkümmel darin andünsten, bis es duftet. Anschließend Tomatenmark, Zwiebel- und Knoblauchwürfel dazugeben und glasig anbraten.
4. Geben Sie nun das Gemüse dazu und braten es unter Wenden mit an. Nach zwei bis drei Minuten gießen Sie alles mit der Gemüsebrühe und der Kokosmilch auf. Mit geschlossenem Deckel auf mittlerer Hitze ca. 15 Minuten garen.
5. Sind die Gemüse- und Kartoffelstückchen bissfest, geben Sie den fein gewürfelten Ingwer dazu. Schmecken Sie das Gericht mit den Gewürzen ab.

Nährwerte pro Portion:
Energie 278,25 kcal Eiweiß 7,45 g Fett 6,4 g
Kohlenhydrate 61,7 g Ballaststoffe 21,5 g

Schwarzwurzelsuppe

1 kleine Zwiebel
1 Knoblauchzehe
1 mittelgroße Kartoffel
1 Glas Schwarzwurzeln (Abtropfgewicht 320 g); alternativ 500 g frische Schwarzwurzel
1 TL Rapsöl
700 ml Gemüsebrühe
2 EL Creme fraiche
1 TL Zitronensaft
weißer Pfeffer, Jodsalz, Muskat

1. Zwiebel, Knoblauch und Kartoffel schälen und in kleine Würfel schneiden. Sollten Sie mit frischer Schwarzwurzel kochen, dann auch diese schälen und in kleine Stücke schneiden. (Achtung: Beim Verarbeiten von frischen Schwarzwurzeln sollten Sie Handschuhe tragen.) Andernfalls die Schwarzwurzel aus dem Glas abgießen.
2. Rapsöl in einem Topf erhitzen und Zwiebel, Knoblauch und Kartoffeln darin anrösten. Sobald eine leichte Bräunung zu sehen ist, geben Sie die Schwarzwurzel hinzu und gießen alles mit der Gemüsebrühe auf.
3. Garen Sie alles mit geschlossenem Deckel bei kleiner Hitze für ca. 20 Minuten.
4. Mit einer Gabel können Sie testen, ob sich die Zutaten leicht zerdrücken lassen. Dann alle Zutaten pürieren, bis eine cremige Suppenkonsistenz entsteht, sollte die Konsistenz noch nicht wie gewünscht sein, etwas Wasser nachgießen.
5. Zum Schluss mit Creme fraiche, Zitronensaft und Gewürzen abschmecken und alles abschließend pürieren.

→ TIPP

Als Topping eignet sich Petersilien-Walnuss-Pesto *(→ Seite 136)*

Energie 119 kcal Eiweiß 2,5 g Fett 6 g
Kohlenhydrate 7 g Ballaststoffe 14,5 g

Vegetarischer Aufstrich

Ergibt 5–6 Portionen á 70 g

1 Knoblauchzehe
1 kleine Zwiebel
1 TL Rapsöl zum Anbraten
1 TL Paprika edelsüß
120 g rote Linsen
1 EL Tomatenmark
250 ml Gemüsebrühe
1 TL Honig oder Zucker
1 EL Zitronensaft
1 TL Rapsöl zum Pürieren
½ Bund frische Kräuter nach Geschmack (Petersilie, Koriander, Löwenzahn, Schnittlauch)
Pfeffer, Jodsalz, Kreuzkümmel

1. Knoblauch und Zwiebel schälen und in grobe Würfel schneiden.
2. Öl in einem Topf erhitzen, Knoblauch, Zwiebel und 1 TL Paprikapulver darin glasig anschwitzen, anschließend die roten Linsen und 1 EL Tomatenmark dazugeben und für gut zwei Minuten ebenfalls anschwitzen.
3. Mit der Gemüsebrühe aufgießen und für ca. 15 Minuten auf mittlerer Stufe bei geschlossenem Deckel köcheln lassen. Währenddessen die Kräuter waschen und hacken.
4. Sobald die Linsen weich sind, den Topf vom Herd nehmen und die Masse abkühlen lassen. Sind die Linsen handwarm, Honig, Zitronensaft, 1 TL Rapsöl, Kräuter und Gewürze hineingeben und mit einem Stabmixer fein pürieren. Sollte es zu fest werden, etwas Wasser zugeben. Beim Abschmecken ruhig kräftiger würzen.

→ TIPP

Gekühlt und in einem luftdichten Gefäß oder Glas aufbewahrt, hält der Aufstrich 3–4 Tage.

Nährwerte pro Portion:
Energie 57 kcal Eiweiß 3,4 g Fett 1,5 g
Kohlenhydrate 7,5 g Ballaststoffe 1 g

Lachs-Wirsing-Lasagne

Ergibt 4 Portionen

750 g Wirsing
1 Zwiebel
1 EL Rapsöl
100 ml Gemüsebrühe
Für die Soße:
1 TL Rapsöl
200 ml Gemüsebrühe
200 ml vegane Kochcreme
150 ml pflanzlicher Drink (Haferdrink zuckerfrei)
1 EL Speisestärke
50 g geriebener Parmesan
Pfeffer, Kümmel, gemahlen, Muskatnuss, gerieben, Jodsalz

500 g Lachsfilet
7–9 Lasagneplatten
100 g geriebener Gouda
1 TL Olivenöl
1 Zitrone
Auflaufform

1. Wirsing waschen, Strunk entfernen und in mundgerechte Streifen schneiden. Zwiebel schälen und würfeln, 1 EL Zwiebelwürfel für die Soße beiseitelegen.
2. Rapsöl in einem großen Topf erhitzen, darin die Zwiebelwürfel eine Minute glasig anschwitzen. Wirsingstreifen zugeben und 5–8 Minuten unter gelegentlichem Wenden anbraten. Der Wirsing fällt langsam sichtbar zusammen. Nun 100 ml Gemüsebrühe hinzugießen und fünf Minuten köcheln lassen.
3. Für die Soße Rapsöl erhitzen. Darin die restlichen Zwiebelwürfel ebenfalls glasig anschwitzen. Mit Gemüsebrühe und veganer Kochcreme aufgießen, einmal aufkochen lassen.
4. Währenddessen Pflanzendrink mit Speisestärke in einem Gefäß mit einem Schneebesen anrühren und in den Soßentopf geben. Einmal unter Rühren aufkochen lassen, zum Schluss Parmesan zugeben und mit Pfeffer, gemahlenem Kümmel, Muskatnuss und Salz abschmecken.
5. Lachsfilet in mundgerechte Stücke schneiden. Auflaufform mit Olivenöl einpinseln und alle Zutaten hineinschichten, nach der Reihenfolge: Wirsing – Lachs-soße – Lasagneplatte. Enden Sie mit einer Lasagneplatte und Soße. Mit dem Gouda bestreuen.
6. Auflauf für 40–55 Minuten auf mittlerer Schiene bei 180 °C Umluft im Ofen garen.

Nährwerte pro Portion:
Energie 349 kcal Eiweiß 21,6 g Fett 21 g
Kohlenhydrate 17 g Ballaststoffe 3,8 g

Spitzkohlpfanne

500 g Spitzkohl
1 EL Rapsöl
1 EL Sojasoße
100 ml saure Sahne
Jodsalz
Pfeffer
Paprika edelsüß
Kümmel, gemahlen

1. Spitzkohl halbieren, Strunk entfernen und den Kohl in feine, mundgerechte Streifen schneiden.
2. Öl in einer Pfanne erhitzen, Spitzkohl in der Pfanne bei mittlerer Hitze leicht anbräunen lassen.
3. Herdplatte auf die niedrigste Garstufe schalten und Spitzkohl mit Sojasauce und saurer Sahne ablöschen. Mit Pfeffer, Jodsalz und den weiteren Gewürzen abschmecken und alles gut verrühren.

→ TIPPS

Spitzkohl passt perfekt zu den Tomatigen Kartoffelecken *(→ Seite 151)*.

Spitzkohl lässt sich nicht gut einfrieren, da er schnell an Spannkraft verliert.

Energie 125,5 kcal Eiweiß 3,2 g Fett 9,5 g
Kohlenhydrate 5,5 g Ballaststoffe 2,6 g

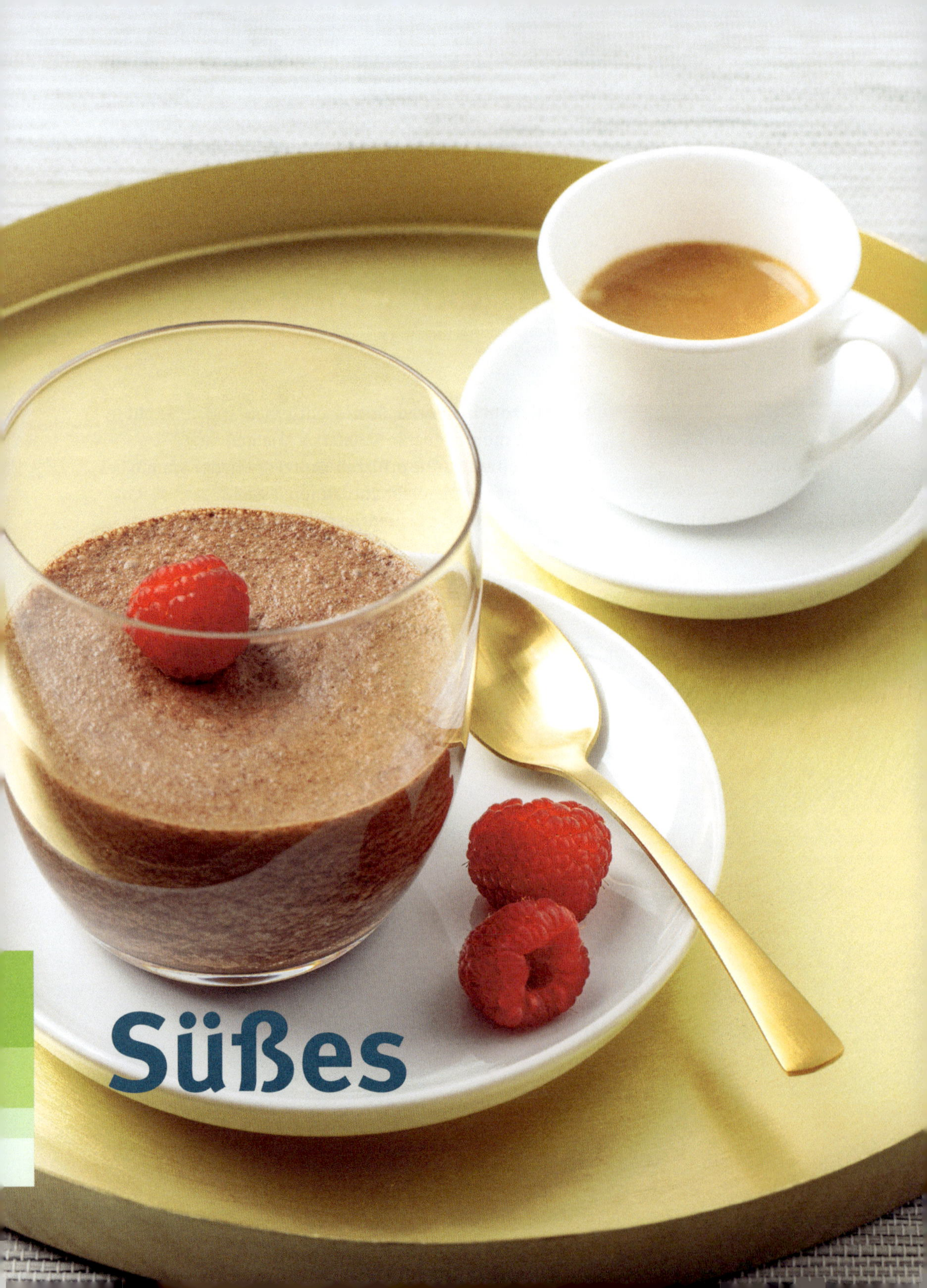

Süßes

Schokoladenmousse mit Himbeeren

Ergibt 8 Portionen

1 Tafel Zartbitterschokolade
230 ml Kichererbsenwasser
1 EL Puderzucker
1 Handvoll Himbeeren

1. Zartbitterschokolade in einer hitzebeständigen Schüssel über einem heißen Wasserbad schmelzen.
2. Währenddessen das Kichererbsenwasser mit einem Handrührgerät steif aufschlagen. Puderzucker hineinsieben und anschließend nochmal einrühren.
3. Die geschmolzene Schokolade und den Kichererbsenschaum vorsichtig miteinander verrühren. Anschließend in Gefäße abfüllen (Platz lassen für die Himbeeren), 2 Stunden kaltstellen und vor dem Verzehr mit den abgewaschenen Himbeeren verzieren.

→ TIPP

Das Kichererbsenwasser wird beim Abgießen von Kichererbsen aus Glas oder Dose aufgefangen und für dieses Rezept verwendet. Die Kichererbsen können zum Beispiel für einen Kichererbsensalat verwendet werden. *(→ Seite 141)*

Nährwerte pro Portion:
Energie 77 kcal Eiweiß 1,4 g Fett 4 g
Kohlenhydrate 8,3 g Ballaststoffe 2,4 g

Bananenbrot

Ergibt 9 Scheiben

3 reife Bananen
25 g gehackte Walnüsse
2 Eier (M)
70 ml Pflanzendrink (ungesüßt)
50 ml Pflanzenöl
160 g Dinkelmehl
2 TL Weinsteinbackpulver
30 g Kokos- oder Mandelmehl
1 kleine Prise Jodsalz
1 EL Öl für die Form
Backpapier

1. Zwei der drei Bananen schälen und mit einer Gabel zerdrücken, die Walnüsse hacken.
2. Eier in einer großen Schüssel mit dem Handmixer schaumig aufschlagen, die zerdrückten Bananen, den Pflanzendrink und das Öl zugeben. Alles gut mixen.
3. Dinkelmehl, Backpulver, Kokosmehl und eine kleine Prise Salz nach und nach verrühren, bis eine glatte Teigmasse entstanden ist.
4. Eine Kastenform mit 1 EL Öl einpinseln und mit Backpapier auslegen.
5. Die gehackten Walnüsse unter die Teigmasse heben. Dann den Teig in die Kastenform geben. Die befüllte Kastenform schwungvoll auf die Arbeitsfläche klopfen, um Lufteinschlüsse zu reduzieren.
6. Die letzte Banane schälen und längs halbieren. Mit der Innenseite nach oben auf die Teigmasse legen und ein klein wenig eindrücken.
7. Bananenbrot in den Ofen geben und auf mittlerer Schiene ca. 55 Minuten bei 180°C Umluft backen. Die erste Uhr nach 25 Minuten stellen, um zu schauen, wie braun die Oberfläche wird. Dann für die restliche Zeit die Form mit Alufolie oder einem feuerfesten Deckel abdecken.
8. Das Bananenbrot in der Form auskühlen lassen.

Nährwerte pro Scheibe:
Energie 150 kcal Eiweiß 3,5 g Fett 11 g
Kohlenhydrate 10,3 g Ballaststoffe 2,5 g

Bananen-Schoko-Granola

Ergibt ca. 850 g

50 g Cashewkerne
50 g Walnüsse
3 Bananen, reif
4 Softdatteln
3 EL Kokosöl
250 g kernige Haferflocken
100 g Mandelstifte
½ TL Zimt
1 EL Backkakao
50 g Sonnenblumenkerne
Hochleistungsmixer oder leistungsstarker Pürierstab

1. Den Backofen auf 180°C Umluft vorheizen.
2. Nüsse grob hacken. Aus Bananen, Softdatteln und Kokosöl mit Mixer oder Pürierstab einen homogenen Brei herstellen.
3. Den Brei mit den restlichen Zutaten in einer großen Schüssel mischen und mit der Hand gut durchkneten. Es entsteht eine klumpige Masse.
4. Ein Backblech mit Backpapier auslegen und die Masse gleichmäßig darauf verstreichen. Das Blech in den Ofen schieben.
5. Jeweils nach 10–12 Minuten die Masse mit einem Holzlöffel wenden und etwas zerbröckeln. Diesen Vorgang 3x durchführen. Nach insgesamt 40 Minuten Backzeit sollte das Granola nicht mehr feucht sein und kann auf Wunschgröße zerkleinert werden. Anschließend vollständig auskühlen lassen und in saubere und verschließbare Gefäße abfüllen.

→ TIPPS

Gut getrocknet ist das Granola wochenlang haltbar.
Schmeckt gut zu Joghurt, Milch und Obst oder zu Haferbrei im Schlaf (→ Seite 173).
Nach Geschmack beim Abfüllen Kokosflocken, Bananenchips oder Kakaonibs dazugeben.

Nährwerte pro 100 g:
Energie 376 kcal Eiweiß 11,3 g Fett 20,6 g
Kohlenhydrate 33,3 g Ballaststoffe 6,5 g

Energiekugeln

Ergibt 10 Kugeln

½ Möhre, mittelgroß
30 g entsteinte Softaprikosen oder Softdatteln
45 g Cashewkerne
60 g zarte Haferflocken
1 TL Zimt (alternativ Vanillemark einer Vanilleschote)
Mixer oder leistungsstarker Pürierstab

1. Möhre schälen und fein raspeln.
2. Aus den Aprikosen bzw. Datteln und den Cashewkernen in einem Mixer (oder mit einem leistungsstarken Pürierstab) einen formbarem Brei herstellen.
3. 1 TL Zimt hinzugeben oder alternativ eine Vanilleschote längs halbieren und das Mark mit einem Messer herauskratzen.
4. Alle Zutaten zu einer Masse verkneten und daraus 10 walnussgroße Kugeln formen.

→ TIPPS

Süßer wird es mit Softdatteln, wer es weniger süß mag, nimmt Softaprikose.
Für große Naschkatzen können in der Mitte der Kugel zur Abwechslung ein Zartbitter-Schokodrops oder ein paar Kakaonibs versteckt werden.
Die Kugeln sind in einem verschlossenen Gefäß gekühlt ungefähr eine Woche haltbar.

Nährwerte pro Kugel:
Energie 80 kcal Eiweiß 2,2 g Fett 2,6 g
Kohlenhydrate 11,2 g Ballaststoffe 13 g

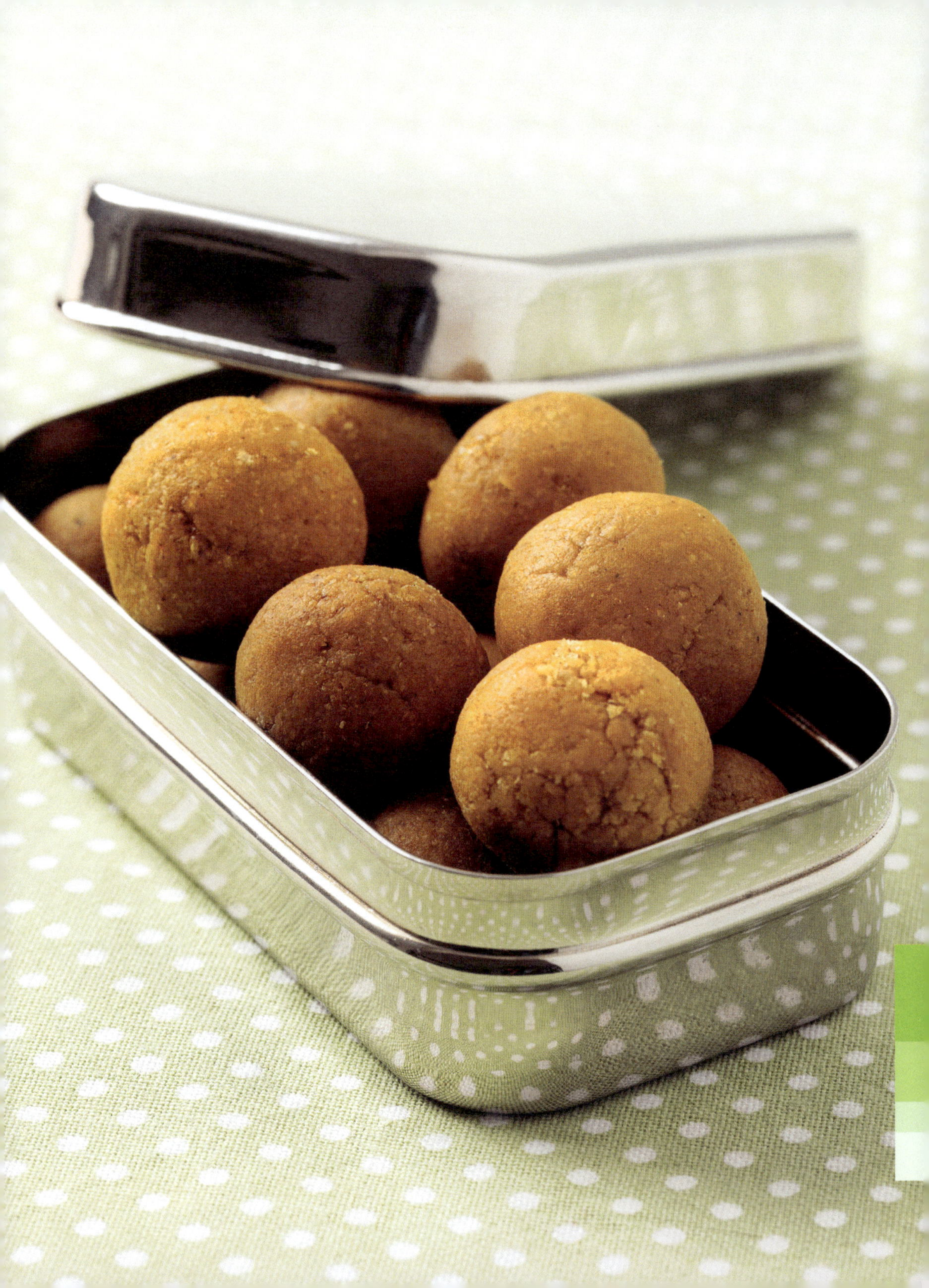

Hafer-Obst-Drink

Ergibt 1 Portion

250 g Obst
150 ml Pflanzendrink
50 g Haferflocken
1 TL Leinöl
Zimt, 1 TL entölter Kakao, Vanillearoma, 1 TL Honig

1. Obst waschen, putzen und klein schneiden. Wenn Sie TK-Obst verwenden, sollten Sie es vorher durcherhitzen.
2. Mit dem Pflanzendrink mixen und die Haferflocken, Leinöl und die gewünschte Geschmacksnuance zugeben.

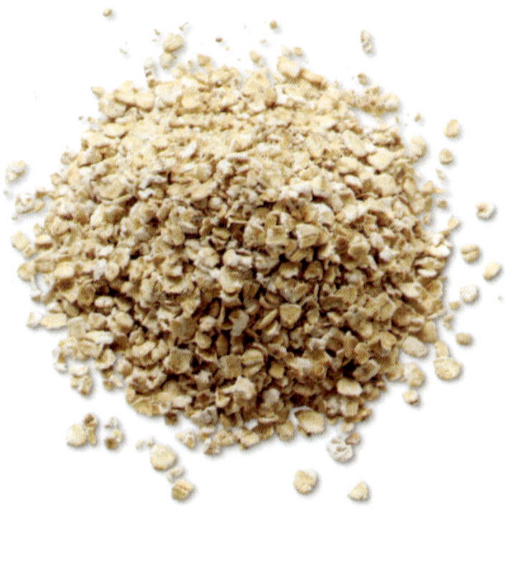

Nährwerte pro Portion:
Energie 458 kcal Eiweiß 7,9 g Fett 10 g
Kohlenhydrate 76 g Ballaststoffe 12 g

Haferbrei im Schlaf

Ergibt 1 Portion

50 g zarte Haferflocken
100 ml Pflanzendrink (ungesüßt)
gemahlener Zimt, Vanillemark, 1 TL entölter Kakao

1. In einer Müslischale Haferflocken und Pflanzendrink mischen und nach eigenem Geschmack Zimt, Kakao oder Vanille hineinrühren.
2. Den Brei abgedeckt über Nacht in den Kühlschrank stellen.
3. Sollten Sie Tiefkühlobst für die Mahlzeit einplanen, können Sie es, vorher durcherhitzt, auch bereits auf die eingerührten Haferflocken geben. Zur Orientierung können Sie eine hohle Hand formen und das Obst so portionieren.
4. Morgens aus dem Kühlschrank nehmen, nochmals umrühren und genießen.

→ TIPPS

Die eingerührten Haferflocken halten sich auch mal zwei Nächte im Kühlschrank.

Nährwerte pro Portion:
Energie 320 kcal Eiweiß 7,5 g Fett 5,3 g
Kohlenhydrate 31,6 g Ballaststoffe 5 g

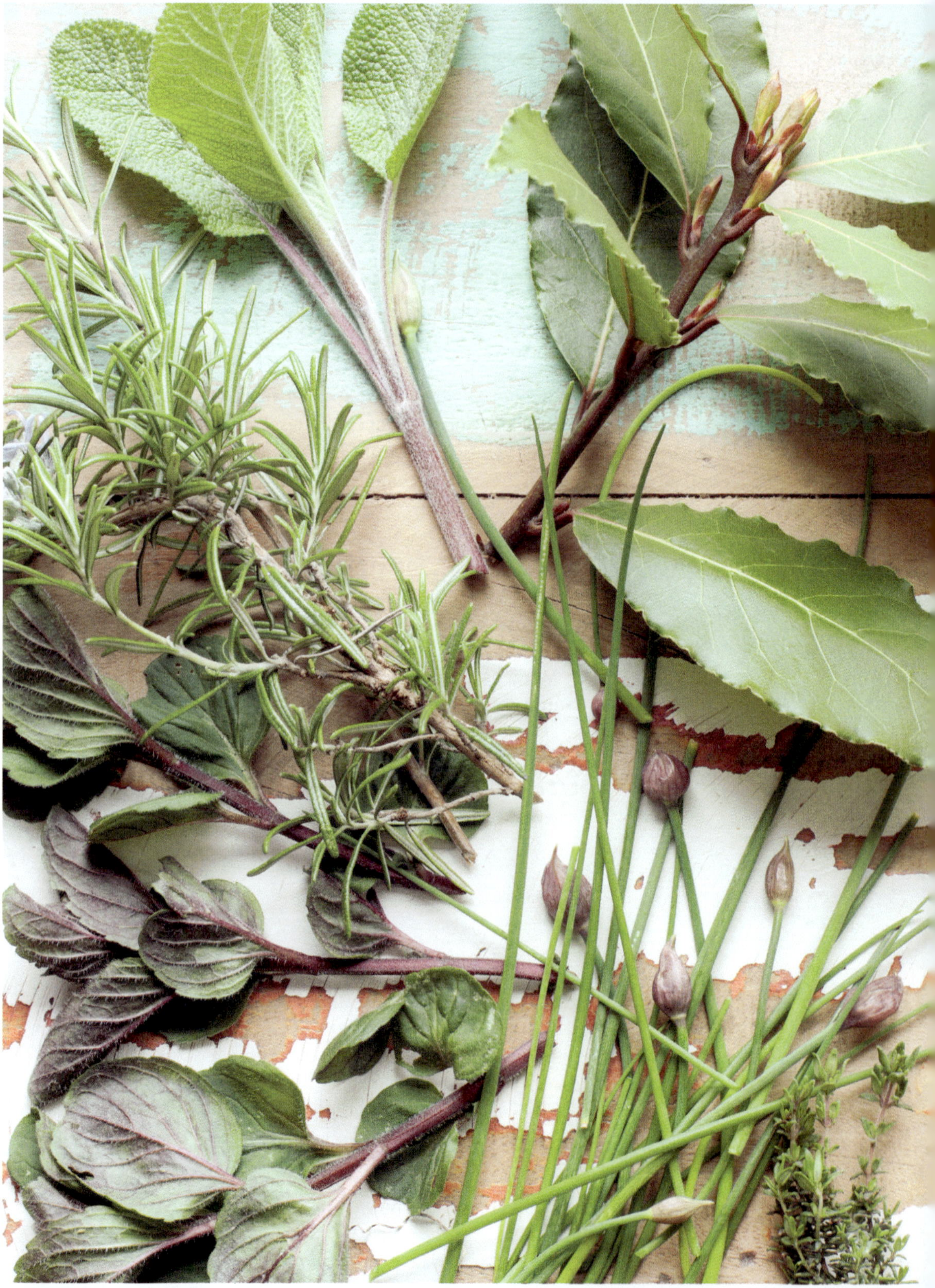

Anhang

Adressen

Verbraucherzentrale Baden-Württemberg e. V.
Telefon: 07 11/ 66 91-10
www.verbraucherzentrale-bawue.de

Verbraucherzentrale Bayern e. V.
Telefon: 0 89/5 52 79 4-0
www.verbraucherzentrale-bayern.de

Verbraucherzentrale Berlin e. V.
Telefon: 0 30/2 14 85-0
www.verbraucherzentrale-berlin.de

Verbraucherzentrale Brandenburg e. V.
Telefon: 03 31/2 98 71-0
www.verbraucherzentrale-brandenburg.de

Verbraucherzentrale Bremen e. V.
Telefon: 04 21/1 60 77-7
www.verbraucherzentrale-bremen.de

Verbraucherzentrale Hamburg e. V.
Telefon: 0 40/2 48 32-0
www.vzhh.de

Verbraucherzentrale Hessen e. V.
Telefon: 0 69/97 20 10-900
www.verbraucherzentrale-hessen.de

Verbraucherzentrale Mecklenburg-Vorpommern e. V.
Telefon: 03 81/2 08 70-50
www.verbraucherzentrale-mv.eu

Verbraucherzentrale Niedersachsen e. V.
Telefon: 05 11/9 11 96-0
www.verbraucherzentrale-niedersachsen.de

Verbraucherzentrale Nordrhein-Westfalen e. V.
Telefon: 02 11/38 09-0

Verbraucherzentrale Rheinland-Pfalz e. V.
Telefon: 0 61 31/28 48-0
www.verbraucherzentrale-rlp.de

Verbraucherzentrale Saarland e. V.
Telefon: 06 81/5 00 89-0
www.verbraucherzentrale-saarland.de

Verbraucherzentrale Sachsen e. V.
Telefon: 0341/69 62 90
www.verbraucherzentrale-sachsen.de

Verbraucherzentrale Sachsen-Anhalt e. V.
Telefon: 03 45/2 98 03-29
www.verbraucherzentrale-sachsen-anhalt.de

Verbraucherzentrale Schleswig-Holstein e. V.
Telefon: 04 31/5 90 99-0
www.verbraucherzentrale.sh

Verbraucherzentrale Thüringen e. V.
Telefon: 03 61/5 55 14-0
www.vzth.de

Verbraucherzentrale Bundesverband e. V.
Telefon: 0 30/2 58 00-0
www.vzbv.de

Wichtige Adressen und Links

Arthrose:

Deutsche Arthrose Stiftung
www.deutsche-arthrose-stiftung.de

Deutsche Arthrose-Hilfe e. V.
www.arthrose.de

Arthrose | Deutsche Rheuma-Liga Bundesverband e. V.
www.rheuma-liga.de

Gesunde Ernährung:

Deutsche Gesellschaft für Ernährung
www.dge.de

Verband der Diätassistenten Deutscher Bundesverband e. V.
www.vdd.de

Berufsverband Oecotrophologie e. V.
www.vdoe.de

Verband für Ernährung und Diätetik e. V.
www.vfed.de

Bundesverband Deutscher Ernährungsmediziner
www.bdem.de

Deutsche Gesellschaft für Ernährungsmedizin e. V.
www.dgem.de

IN FORM ist Deutschlands Initiative für gesunde Ernährung und mehr Bewegung
www.inform-rezepte.de

Auflösung des Rätsels „Wie viel Zucker enthält mein Getränk?“ von Seite 36

500 ml Orangensaft:	15 Stück Würfelzucker
500 ml Mineralwasser:	0 Stück Würfelzucker
500 ml Apfelsaftschorle:	10 Stück Würfelzucker
500 ml Trinkschokolade:	16 Stück Würfelzucker
500 ml Fruchtsaft-Trinkpäckchen:	15 Stück Würfelzucker
500 ml Cola:	18 Stück Würfelzucker
500 ml Eistee:	18 Stück Würfelzucker
500 ml Fruchtbuttermilch:	18 Stück Würfelzucker
500 ml Energy-Drink:	18 Stück Würfelzucker

Rezepte

Stichwortverzeichnis

N

O

P

R

S

T

Bildnachweis

Umschlagfoto
RamilF (iStock)

Innen
Seite 6: photoroyality (Shutterstock)
Seite 14: lovelyday (123RF)
Seite 28: mikos (123RF)
Seite 42: New Afrika (Shutterstock)
Seite 46: lightfieldstudios (123RF)
Seite 50: angelsimon (123RF)
Seite 54: rdnzl (fotolia)
Seite 72: sofiiashunkina (123RF)
Seite 86: Diamond Dogs (iStock)
Seite 90: goir (fotolia)
Seite 96: dolgachov (123RF)
Seite 104: nd3000 (123RF)
Seite 112: asiandelight (Adobe Stock)
Seite 130: peopleimages12 (123RF)
Seiten 132, 135, 138, 149, 150, 160, 166 und 171: Daniel Gebauer, www.gebauerfotografie.de
Seiten 147, 153, 156, 158, 172 und 174: Christian Hacker

1. Auflage 2023

ISBN 978-3-86336-172-3

Impressum

Herausgeber
Verbraucherzentrale Nordrhein-Westfalen e. V.
Mintropstraße 27, 40215 Düsseldorf
Telefon 02 11/38 09–555
Fax 02 11/38 09–235
ratgeber@verbraucherzentrale.nrw
www.verbraucherzentrale.nrw

Text
Kristin Quaas (Kapitel 7 und Rezeptteil)
Lars Selig (Kapitel 1–6: Infoteil)

Koordination
Wibke Westerfeld

Lektorat
Christina Seitz, Düsseldorf
www.christina-seitz.de

Fachliche Beratung
Angela Clausen, Nicole Schlaeger

Layout und Satz
two-up, Düsseldorf
www.two-up.de

Gestaltungskonzept
Lichten Kommunikation und Gestaltung
www.lichten.com

Umschlaggestaltung
Ute Lübbeke, Köln
www.lnt-design.de

Druck
AWG Druck, Runkel

Redaktionsschluss: Juni 2023